The Manual

心不全の心カテ

編集　猪又孝元　北里大学北里研究所病院循環器内科教授

編集協力　石原嗣郎　日本医科大学武蔵小杉病院循環器内科
坂本隆史　大分県立病院循環器内科副部長
谷口達典　大阪大学大学院医学系研究科循環器内科学

MEDICAL VIEW

本書では，厳密な指示・副作用・投薬スケジュール等について記載されていますが，これらは変更される可能性があります。本書で言及されている薬品については，製品に添付されている製造者による情報を十分にご参照ください。

Cardiac Catheterization in Heart Failure
(ISBN978-4-7583-1447-3 C3047)

Editor : Takayuki Inomata
Asociate Editors : Shiro Ishihara
Takafumi Sakamoto
Tatsunori Taniguchi

2018. 4. 1 1st ed.

Medical View Co., Ltd.
2-30 Ichigayahonmuracho, Shinjuku-ku, Tokyo, 162-0845, Japan
E-mail ed@medicalview.co.jp

はじめに

現在，心臓カテーテル検査（心カテ）を行う対象は，ほぼ冠動脈と不整脈で占有されています。一方で，循環器疾患入院の多くは，いまや心不全に置き換わっています。であるのになぜ，心不全がカテ室の隅に追いやられているのでしょうか。

心不全とは，何らかの原因に基づく血行動態の破綻です。心カテは，状態評価とともに原因検索をも検査標的にできる，つまり，「一粒で二度美味しい」診断ツールです。新規の心不全患者に出会った際に，現場は「心カテをするか。いつ，どうやって」との考えがよぎるものです。しかしながら，必要な心カテが心不全患者に施されていない状況がいま，広がりつつあります。確かに，侵襲的検査を回避する世の流れやガイドラインでの高くない推奨度などが，その背景としてあるでしょう。しかし，最も大きな理由は，心不全における心カテの「うま味」がわからず，心カテをしようにも統一したプロトコルがなく，さらには，結果を解釈できる医師が乏しくなりつつあるからかもしれません。中堅や若手の先生方を中心に，心不全の心カテを敬遠し，あるいは，自己流で首を傾げる現場が広がっているように思えてなりません。

本書は，心不全心カテに関する手技やプロトコル，基本解釈だけに焦点を絞った，わが国ではおそらく初めてのHow-to本です。そのため，前線の先生方の視点を大切にすべく，あえて現場の代表たる第一線の執筆者を揃えました。そして，いつでもどこでも気軽に読め，カテ室に持ち運んでそのまま心不全カテができるような内容で構成しました。本書が，心不全心カテにおける共通言語を確立させる，新たな第一歩となることを願ってやみません。

2018年3月

編者を代表して
北里大学北里研究所病院循環器内科教授
猪又孝元

CONTENTS

I 心不全 心カテの適応

心不全心カテ
いつ，何のために行うのか（猪又孝元） 2

- ガイドラインにはどう書いてあるか 2
- 心カテを知ることは，心不全診療を知ること 3
- 「心不全の心カテ」をする前に 5

コラム
Swan-Ganzカテーテルの流儀
～上げるか，引き抜くか～（猪又孝元） 6

II 心カテ 基本手技

前処置（谷口達典） 8

- 心カテのポイント 8
- 心カテ前の確認事項 8
- 心カテの準備・前処置 9
- 心カテのTips/Pitfalls 10

Swan-Ganzカテーテル（石原嗣郎） 11

- 心カテのポイント 11
- Swan-Ganzカテーテルの適応 11
- Swan-Ganzカテーテルの構造 12
- Swan-Ganzカテーテルの合併症 12
- 留置・管理する際のTips/Pitfalls 13
- CHECK! Swan-Ganzカテーテル 心カテプロトコル 15

心室・血管造影（石原嗣郎） 16

- 心カテのポイント 16
- 左室造影の適応 16
- 心室・血管造影のTips/Pitfalls 18
- CHECK! 心室・血管造影 心カテプロトコル 20

心室圧容積関係（坂本隆史） 21

- 圧容積関係のポイント 21
- 圧容積関係とは 21
- 心室圧容積関係評価の適応 23
- 心室圧容積関係の評価方法 24

心筋生検（石井俊輔） 25

- 心カテのポイント 25
- 心筋生検の適応 25
- 生検手技の実際 25
- 心カテのTips/Pitfalls 28

III 心カテ データ解釈

心血管内圧（谷口達典） 30

- 心カテのポイント 30
- 圧測定原理 30
- 正しいゼロ点設定 30
- 波形の観察 31
- 波形の時相の確認 32
- 心内圧波形 32
- 心カテのTips/Pitfalls 35

心拍出量・血管抵抗・O_2 step-up（坂本隆史） 37

心カテのポイント 37
心拍出量（正常値：心係数2.5～4L/分/m^2） 37
血管抵抗 39
O_2 step-up 41
心カテのTips/Pitfalls 43

心機能（坂本隆史） 44

心カテのポイント 44
心ポンプ機能 44
収縮能 45
拡張能 47
心カテのTips/Pitfalls 49

心筋生検（尾上健児） 50

心カテのポイント 50
心カテデータの採取および検討 50
心カテのTips/Pitfalls 55
CHECK! 心筋生検 心カテプロトコル 56

IV 疾患病態別心カテプロトコル

拡張型心筋症（中村憲史） 58

心カテのポイント 58
基本病態 58
心カテの適応 58
心カテデータの解釈，治療選択の判断基準 59
心カテのTips/Pitfalls 60
CHECK! 拡張型心筋症 心カテプロトコル 61

肥大型心筋症（久保 亨，北岡裕章） 62

心カテのポイント 62
基本病態 62
心カテの適応 62
心カテデータの解釈 63
治療選択の判断 65
心カテのTips/Pitfalls 66
CHECK! 肥大型心筋症 心カテプロトコル 67

収縮性心膜炎（猪又孝元） 68

心カテのポイント 68
基本病態 68
心カテの適応 68
心カテデータの解釈 69
心カテによる拘束型心筋症との鑑別 69
治療選択の判断 69
心カテのTips/Pitfalls 70
CHECK! 収縮性心膜炎 心カテプロトコル 71

CONTENTS

僧帽弁狭窄症（佐藤如雄，出雲昌樹） 72

心カテのポイント 72
基本病態 72
心カテの適応 72
心カテデータの解釈 73
治療選択の判断 73
心カテのTips/Pitfalls 74
CHECK! 僧帽弁狭窄症 心カテプロトコル 75

僧帽弁閉鎖不全症（佐藤如雄，出雲昌樹） 76

心カテのポイント 76
基本病態 76
心カテの適応 77
心カテデータの解釈 77
治療選択の判断 77
心カテのTips/Pitfalls 79
CHECK! 僧帽弁閉鎖不全症 心カテプロトコル 80

大動脈弁狭窄症（奥村貴裕） 81

心カテのポイント 81
基本病態 81
心カテの適応 81
心カテデータの解釈 82
治療選択の判断 85
心カテのTips/Pitfalls 85
CHECK! 大動脈弁狭窄症 心カテプロトコル 86

大動脈弁閉鎖不全症（奥村貴裕） 88

心カテのポイント 88
基本病態 88
心カテの適応 88
心カテデータの解釈 89
治療選択の判断 90
心カテのTips/Pitfalls 90
CHECK!
大動脈弁閉鎖不全症 心カテプロトコル 91

肺動脈性肺高血圧症（中摩健二） 92

心カテのポイント 92
基本病態 92
心カテの適応 92
心カテデータの解釈 93
治療選択の判断 94
心カテのTips/Pitfalls 95
CHECK!
肺動脈性肺高血圧症 心カテプロトコル 97

先天性心疾患（福田旭伸，丹羽公一郎） 98

心カテのポイント 98
成人先天性心疾患の基本病態 98
短絡疾患における短絡量と肺血管抵抗の測定 99
心カテ前に把握しておくべき情報 101
短絡疾患における短絡量の評価と治療選択の判断 102
修復術後の複雑ACHDのカテ結果の評価と治療選択の判断 103
心カテのTips/Pitfalls 104
CHECK! 先天性心疾患 心カテプロトコル 105

両心室ペーシング急性効果（小鹿野道雄） 106

心カテのポイント 106
基本病態 106
心カテの適応 106
手法 107
心カテデータの解釈 107
心カテのTips/Pitfalls 110
CHECK! 両心室ペーシング急性効果 心カテプロトコル 111

植込み型VADの調整（藤野剛雄）……112

心カテのポイント……112
植込み型VADについて……112
心カテの適応……112
心カテ検査の実際……114
心カテのTips/Pitfalls……116
CHECK! 植込み型VAD 心カテプロトコル……117

VADオフテスト（中本　敬）……118

心カテのポイント……118
心カテの対象と目的……118
LVADオフテストでの個別対応や工夫点……118
心カテデータの解釈と治療方針の決定……120
心カテのTips/Pitfalls……121
CHECK!
LVADオフテスト 心カテプロトコル……122

V 留置カテの運用

適応と運用（高木宏治）……124

心カテのポイント……124
Swan-Ganzカテーテルの適応……124
Swan-Ganzカテーテルの慎重使用……125
Swan-Ganzカテーテルの測定項目……125
正常値……126
動脈ライン留置の適応と運用……126
中心静脈オキシメトリーカテーテルの運用……126
心カテのTips/Pitfalls……127
CHECK! Swan-Ganzカテーテルを用いたカテ検査 心カテプロトコル……128

ルート管理と機器活用（高木宏治）……129

心カテのポイント……129
ルート管理……129
機器活用……130
心カテのTips/Pitfalls……132

非侵襲的検査との互換（心エコー）（瀬尾由広）……133

心エコーのポイント……133
心カテのTips/Pitfalls……138

索　引……143

略語一覧

A		
ACC	American College of Cardiology	アメリカ心臓病学会
ACHD	adult congenital heart disease	成人先天性心疾患
AHA	American Heart Association	アメリカ心臓協会
AL	Amplatz Left	
Ao	aorta	大動脈
APH	apical hypertrophic cardiomyopathy	心尖部肥大型心筋症
AR	aortic valve regurgitation	大動脈弁逆流
AS	aortic valve stenosis	大動脈弁狭窄症
ASD	atrial septal defect	心房中隔欠損症
ASE	Americal Society of Echocardiography	アメリカ心エコー図学会
B・C		
BNP	brain natriuretic peptide	脳性ナトリウム利尿ペプチド
CABG	coronary artery bypass grafting	冠動脈バイパス手術
CCI	continuous cardiac index	持続的心係数
CCO	continuous cardiac output	連続心肺出量
CHD	congenital heart disease	先天性心疾患
CO	carbon monoxide	一酸化炭素
CoA	coarctation of the aorta	大動脈縮窄症
COPD	chronic obstructive pulmonary disease	慢性閉塞性肺疾患
CRT	cardiac resynchronization therapy	心臓再同期療法
CTEPH	chronic thromoboembolic pulmonary hypertension	慢性血栓塞栓性肺高血圧症
D		
D-HCM	dilated phase of hypertrophic cardiomyopathy	拡張相肥大型心筋症
DCM	dilated cardiomyopathy	拡張型心筋症
E・F		
ECP	eosinophil cationic protein	好酸球カチオン性タンパク質
EDPVR	end-diastolic pressure volume relationship	拡張末期圧容積関係
ESC	European Society of Cardiology	ヨーロッパ心臓病学会
ESPVR	end-systolic pressure volume relationship	収縮末期圧容積関係
FDG	18F標識fluoro-deoxyglucose	
H		
HCM	hypertrophic cardiomyopathy	肥大型心筋症
Hct	hematocrit	ヘマトクリット値
HGB	hemoglobin	ヘモグロビン値
HNCM	hypertrophic nonobstructive cardiomyopathy	非閉塞性肥大型心筋症
HOCM	hypertrophic obstructive cardiomyopathy	閉塞性肥大型心筋症
I		
IABP	intra aortic balloon pumping	大動脈内バルーンパンピング
IE	infective endocarditis	感染性心内膜炎
IVC	inferior vena cava	下大静脈
L		
LAO	left anterior oblique	左前斜位
LFLG	low flow low gradient	低流量低圧較差
LVAD	left ventricular assist device	左室補助人工心臓
LVEDP	left ventricular end-diastolic pressure	左室拡張末期圧
LVEDV	left ventricular end-diastolic volume	左室拡張末期容積
LVEF	left ventricular ejection fraction	左室駆出率
LVESV	left ventricular end-systolic volume	左室収縮末期容積
LVOT	left ventricular outflow tract	左室流出路
M		
MBP	major basic protein	主要塩基性タンパク質
mPAP	mean pulmonary arterial pressure	平均肺動脈圧
MR	mitral regurgitation	僧帽弁閉鎖不全症
MRI	magnetic resonance imaging	磁気共鳴像イメージング
MS	mitral stenosis	僧帽弁狭窄症

MVO	midventricular obstructive hypertrophic cardiomyopathy	心室中部閉塞性肥大型心筋症
MVR	mitral valve replacement	僧帽弁置換術
N・O		
NYHA	New York Heart Association	ニューヨーク心臓協会
OMC	open mitral commissurotomy	直視下交連切開術
P		
PA	pulmonary artery	肺動脈
PADP	pulmonary arterial diastolic pressure	肺動脈拡張期圧
PAH	pulmonary arterial hypertension	肺動脈性肺高血圧症
PAS	periodic acid schiff	
PASP	pulmonary artery systolic pressure	肺動脈収縮期圧
PAW	pulmonary artery wedge	肺動脈楔入
PAWP	pulmonary artery wedge pressure	肺動脈楔入圧
PCPS	percutaneous cardiopulmonary support	経皮的心肺補助
PE	potential energy	ポテンシャルエナジー
PET	positron emission tomography	ポジトロン断層撮影
PH	pulmonary hypertension	肺高血圧症
PR	pulmonary insufficiency	肺動脈弁閉鎖不全症
PTMC	percutaneous transseptal mitral commissurotomy	経皮経静脈的僧帽弁交連切開術
PTSMA	percutaneous transluminal septal myocardial ablation	経皮的心筋中隔焼灼術
PVA	pressure-volume area	圧容積面積
PVOD	pulmonary vascular obstructive disease	肺血管閉塞性疾患
PVR	pulmonary vascular resistance	肺血管抵抗
PVRI	pulmonary vascular resistance index	肺血管抵抗係数
R		
RA	right atrium	右房
RAO	right anterior oblique	右前斜位
RAP	right arterial pressure	右房圧
RV	right ventricle	右室
RVAD	right ventricular assist device	右室補助人工心臓
RVEDP	right ventricular end-diastolic pressure	右室拡張末期圧
RVSP	right ventricular systolic pressure	右室収縮期圧
S		
SAR	systemic arteriolar resistance	体細血管抵抗
SARI	systemic arteriolar resistance index	体細血管抵抗係数
SCF	subclavian flap	鎖骨下動脈フラップ術
SG	Swan-Ganz	スワンガンツ
SV	stroke volume	一回拍出量
SV	single ventricle	単心室症候群
SVC	superior vena cava	上大静脈
SVI	stroke volume index	一回拍出量係数
SVR	systemic vascular resistance	体血管抵抗
SVRI	systemic vascular resistance index	体血管抵抗係数
SVV	stroke volume variation	一回拍出量変動
T		
TGA	complete transposition of the great arteries	完全大血管転位
TMF	transmitral flow velocity	僧帽弁流入血流速波形
TOF	tetralogy of Fallot	Fallot四徴症
TPR	total pulmonary resistance	全肺血管抵抗
TPRI	total pulmonary resistance index	全肺血管抵抗係数
TR	tricuspid regurgitation	三尖弁逆流
TR	tricuspid insufficiency	三尖弁閉鎖不全症
V		
VAD	ventricular assist device	心室補助人工心臓
VSD	ventricular septal defect	心室中隔欠損症

執筆者一覧

編 集

猪又孝元　北里大学北里研究所病院循環器内科教授

編集協力

石原嗣郎　日本医科大学武蔵小杉病院循環器内科
坂本隆史　大分県立病院循環器内科副部長
谷口達典　大阪大学大学院医学系研究科循環器内科学

執筆者（掲載順）

猪又孝元　北里大学北里研究所病院循環器内科教授
谷口達典　大阪大学大学院医学系研究科循環器内科学
石原嗣郎　日本医科大学武蔵小杉病院循環器内科
坂本隆史　大分県立病院循環器内科副部長
石井俊輔　北里大学医学部循環器内科学
尾上健児　奈良県立医科大学循環器内科学講師
中村憲史　尼崎中央病院循環器内科
久保　亨　高知大学医学部老年病･循環器内科学講師
北岡裕章　高知大学医学部老年病･循環器内科学教授
佐藤如雄　聖マリアンナ医科大学循環器内科
出雲昌樹　聖マリアンナ医科大学循環器内科講師
奥村貴裕　名古屋大学医学部附属病院重症心不全治療センター循環器内科病院講師
中摩健二　日本医科大学武蔵小杉病院循環器内科
福田旭伸　聖路加国際病院心血管センター
丹羽公一郎　聖路加国際病院心血管センター特別顧問
小鹿野道雄　独立行政法人国立病院機構静岡医療センター循環器内科部長
藤野剛雄　九州大学大学院医学研究院重症心肺不全講座
中本　敬　大阪大学大学院医学系研究科循環器内科学
高木宏治　日本医科大学武蔵小杉病院循環器内科
瀬尾由広　筑波大学医学医療系循環器内科准教授

I

心不全
心カテの適応

I

心不全心カテの適応

心不全心カテ~いつ，何のために行うのか

indication

猪又孝元（北里大学北里研究所病院循環器内科）

ガイドラインにはどう書いてあるか

- 今や医療の現場は，猫も杓子もガイドライン，エビデンスの連呼である。その問題点に触れる前に，まずは内外の心不全ガイドラインのなかで，どの程度心カテが触れられているかを確かめよう。すると，驚くほどその記載が少ないことに気付く。最も多く触れている米国ガイドライン[1)]でも，2ページほどにすぎない。
- そして，どのガイドラインでも触れられている心カテ手法は3つのみで，Swan-Ganz（SG）カテーテル，冠動脈造影，心筋生検である。そして，いずれも「必要な患者にだけ」行うことがことさら強調されている（**表1**）[1)]。ガイドラインに向かって，「そんなの，今どきあたり前でしょ」と文句の1つも言いたくなる。重要なのは，「心カテが必要とされる患者とは，いったいどんな患者なのか」を一歩進んで明らかにしておくことだからである。
- 現在の心不全治療に求められるのは，患者の層別化である。例えば，強心薬の使用は，不良な心不全予後と関係する。不必要な強心薬は，心不全患者の命を縮めている可能性がある。一般的に，心不全例への安易な強心薬使用は戒めなければならない。だからといって，心不全治療に強心薬が不要と思っている医療者などいない。強心薬が必要もしくは

表1　心不全例における侵襲的評価法の推奨度

評価項目	推奨クラス	エビデンスレベル
肺動脈カテーテル評価は，呼吸困難や循環不全を有しながらも臨床評価が不十分な症例には行うべきである	Ⅰ	C
症状が持続したり，血行動態評価が不確かといった急性心不全では，対象症例を限ったうえで行う侵襲的血行動態モニタリングは有用であろう	Ⅱa	C
心筋虚血が心不全に寄与していることが予想される場合，冠動脈造影は有用であろう	Ⅱa	C
治療に影響する心筋疾患が疑われる場合，心筋生検は有用であろう	Ⅱa	C
血圧が正常な急性心不全患者に対する侵襲的血行動態モニタリングは，ルーチン的に行うべきではない	Ⅲ（利益なし）	C
心筋生検は，ルーチン的に行うべきではない	Ⅲ（有害）	C

（文献1より改変引用）

有用と考えられる患者像を，具体的な形として抽出することが大切なのである。心カテの適応も，考え方は同じである。

- ここに，現場でのSGカテーテル留置を激減させた臨床研究がある。ESCAPE試験[2)]は，急性心不全管理での通常の血行動態把握にSGカテーテルを加えても，予後の改善や入院期間の短縮には結び付かないと報告した。しかし，SGカテーテル使用の有無につき経時的にクロスオーバーさせた研究プロトコルからわかるように，研究対象者はそもそも比較的安定した心不全患者であり，SGカテーテルによる血行動態モニタリングがなくとも管理を進めることができた。実際，除外基準には高度腎機能障害に加え，静注強心薬の使用歴や各種デバイス治療がなされている患者が含まれている。すなわち，本来SGカテーテル使用を想定すべき患者層をあえてはずして結論付けた研究にすぎず，「SGは，必要なヒトには必要」との解釈をなんら変えるものではない。「何でもかんでも心不全管理にSGを使用する，はダメ!」という半ば常識的な結果を述べているにすぎない。
- エビデンスを語る際には，目の前の患者がそのエビデンスが通用する背景なのか，その事実を見定めることが肝要である。耳障りのよい単純なフレーズのみに診療態度を踊らされてはならない。いずれにせよ，「心不全の心カテ」に関するエビデンスなど，ほとんどないに等しい。事実，ガイドラインでの文言は，ほぼすべてがエビデンスレベルCにすぎない。

心カテを知ることは，心不全診療を知ること

- 心不全の病態は複雑である。心不全の診療は難解といわれる。その結果として，わかること，できることから手を付けたくなる。そして，できることをやり終えたら，自分ができることはここまでと匙を投げたくなる。冠動脈はステントできれいに治っていても，心不全はまったく改善せず，息を切らした紹介患者として外来に送られてくる。どんなすばらしい部品医療が施されても，心不全が解決しないことは少なくない。
- 大切なことは，目の前の心不全患者の病態を整理したうえで問題点をピックアップし，有効かつ安全な介入法について時間軸を意識して組み立てることである。俯瞰的に眺め，包括的な脚本を書き，順次アクションするのである。心カテにかかわる議論でいうならば，各々の段階で心カテが果たすべき役割はどこにあるのか，あらかじめ頭を整理しておくことが求められる。

①病態の「2つのヤマ」に心カテをあてはめる

- 心不全は，病名ではない。状態名である。そして，結果としてそのような状態をきたす原因が必ず存在する。結果としての「状態」，そして，「原因」としての基礎疾患－心不全に限らないが，この大きな「2つのヤマ」をまず意識することこそが，病態把握における重要な第一歩である（**図1**）。そして，いずれのヤマにも，心カテによる診断は深くかかわってくる。
- 「2つのヤマ」はどちらも重要であるが，どちらかというと「状態」のヤマに治療介入の優先権がある。心不全では，「原因」のいかんにかかわらず，「状態」の悪化が死につながる

図1　病態をつくる「2つのヤマ」

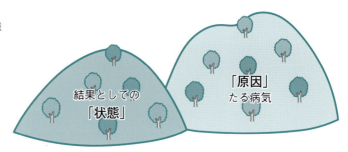

心不全は，状態名である。一方で，そのような状態をきたす基礎疾患が原因として存在する。

からである。ただし，「原因」を解決しないことには，「状態」は悪化の一途を辿ることも事実である。従って，「状態」を支えながら，「原因」を探索し，可能ならば原因疾患を治療するわけである。言い換えれば，「原因」のヤマにおいて重要なのは，治療介入が可能な疾患を見逃さないことである。そのためには，冠動脈疾患，一部の心筋疾患，そして，露見もしくは潜在する不整脈を診断するにあたっての心カテの有用性と限界を知っておかねばならない。

②心不全診断を単純化し，心カテの有利を知る

- 一方，優先権がある「状態」のヤマを，単純化したモデルで考えよう。心ポンプの働きが損なわれた場合，血行動態的には2つの現象しか起こらない。
- 1つは，川下に十分な血流が流れない「低心拍出」である。低心拍出あるいは末梢循環不全は，臨床的に把握することがときに難しい。生命危機に直結し，強心薬の必要性を判断する，つまり，治療スタンスに大きくかかわってくるであろう低心拍出の診断は，SGカテーテルが最も得意とするところである。混合静脈血酸素飽和度を測って，初めて高度な末梢循環不全に気付くこともまれではない。
- もう1つは，捌けない血液が川上に溜まってしまう「うっ血」である。左右の心ポンプが直列につながり，損なわれたポンプから上流に，上流にとうっ血は波及する。うっ血が存在する部位ごとにさまざまなうっ血所見を呈するが，いずれも圧上昇に伴う現象である（**図2**）。その際，直接に血行動態を司り治療標的となる多くは，血管内のうっ血である。例えば，下腿浮腫は心不全の重要な徴候であるが，あくまで血管外のうっ血であり，利尿薬により直接に下腿浮腫は除去されない。「血管内」の状態を「圧」という指標で表せる診断ツールは，実は頸静脈怒張と心カテの2つしかない。非侵襲的評価法は経験論的な間接指標であることが多く，ある程度の嘘データが存在しうる。心不全難治例において，臨床的に合点がいかない血行動態データがはじき出された場合，心カテによる直接指標の取得に躊躇すべきではない。

図2　うっ血の診断指標

うっ血指標は，発生部位，および，血管内(**太字**)と血管外(細字)に分けて把握する。

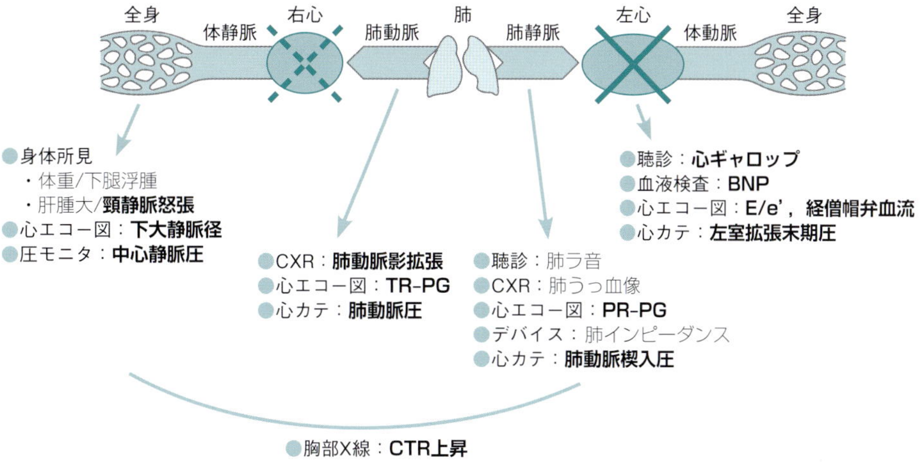

「心不全の心カテ」をする前に

- 心臓の開胸手術を予定した場合，種々の見立てを積み重ね，あらかじめ1回の手術ですべての目的が達せられるように準備するであろう。心不全の心カテも同じである。目の前の患者に必要な心カテメニューは何か，どのように行って，どのように評価するか。結果次第ではその場でのメニュー追加が必要かもしれず，あらかじめ予想される結果とその対応も頭に浮かべておかねばならない。特に，重症心不全例では不安定な全身状態が少なくなく，心カテ自体のリスクは通例より高い。より安全に，よりコンパクトに進める判断力と技量が求められる。
- そのように考えると，心不全心カテの1セッションに，心不全診療のエッセンスが凝縮されていることに気付く。実になる心不全心カテは，優れた心不全管理を基盤としているわけである。

文献

1) Yancy CW, et al：2013 ACCF/AHA guideline for the management of heart failure：a report of the American College of Cardiology Foundation/American Heart Association Task Force on practice guidelines. Circulation, 128：e240-327, 2013.
2) Binanay C, et al：Evaluation study of congestive heart failure and pulmonary artery catheterization effectiveness：the ESCAPE trial. JAMA, 294：1625-1633, 2005.

コラム

Swan-Ganzカテーテルの流儀
～上げるか，引き抜くか～

猪又孝元

（北里大学北里研究所病院循環器内科）

本書の売りは，現場に寄り添った記述である。本書さえ眺めれば，はじめてのメニューでも，つつがなく心カテができるCHECK！ページが象徴である。

本書の編集会議の際，Swan-Ganzカテーテルを進める順序が話題となった。穿刺部からRAを経由し，PAまで順に素直に上げていくか。それとも，まずはいったんPAもしくはPAWまでカテを上げ，そこからRAまで順に引き抜いていくか。各施設にそれぞれの流儀があり，それぞれの意味があると知った。「心不全心カテは心不全診療そのもの」を体現するエピソードとして紹介しよう。

「引き抜く」派の意見

教科書的には，「引き抜く」手法が一般的である。心カテ関連の教科書のひとつ[1]には，次のような記載がある。

＊Components of a Routine Complete Right- and Left-Heart Catheterization＊

1. Position pulmonary artery (PA) catheter. 2. Position aortic (AO) catheter. 3. Measure PA and AO pressure. 4. Measure thermodilution cardiac output. 5. Measure oxygen saturation in PA and AO blood samples to determine Fick output and screen for shunt. 6. Enter the left ventricle (LV) by retrograde crossing of the AO valve. 7. Advance PA catheter to pulmonary capillary wedge position (PCWP). 8. Measure simultaneous LV-PCWP. 9. Pull back from PCWP to PA. 10. Pull back from PA to right ventricle (RV) to screen for pulmonic stenosis and record RV. 11. Record simultaneous LV-RV. 12. Pull back from RV to right atrium (RA) to screen for tricuspid stenosis and record RA. 13. Pull back from LV to AO to screen for aortic stenosis.

血行動態評価のキモは，PA/PAW圧-CO測定（熱希釈法/Fick法）-Ao圧の3データである。大事なPAW圧は患者さんが落ち着いているうちに測っておきたい，との気持ちは理解できる。また，血管抵抗の精度を上げるには構成指標を短時間に取得すべきで，肺動脈までまずカテを上げたうえで，この3データをほぼ同時に収集する意義はある。

「上げていく」派の意見

刺入部から順番に測定を進めていった素直なだけの流儀かもしれない。ただし，特に大腿部刺入では，RVからPAにSwan-Ganzカテーテルを上げる操作が，手技時間の大部分を占める。「引き抜く」流儀では，後でPA圧を測り直す必要が出た際に，RVからPAへ上げ直す操作を繰り返さねばならない。測り直す必要を感じる多くは，表示された圧絶対値への疑問であり，その際の対応とはゼロ点の再確認にほかならない。

右心系疾患や肺高血圧を専門に扱う施設では，「上げていく」派が多いようだ。エコーでの下大静脈の変動や，さらにはSeldinger法での穿刺時出血の勢いで，感覚的にRA圧の予想をしてからカテに入る施設もあると聞く。いずれにせよ，最初にRA圧を測定し，自分の感覚との差が大きい場合は，ゼロ点を再度取り直してから本番に進むわけである。低圧系疾患と対峙するプロたちの気概すら感じる流儀である。

文献

1）Ragosta M：Textbook of Clinical Hemodynamics, 2nd Ed. SAUNDERS Elsevier, Philadelphia, 2017.

II

心カテ
基本手技

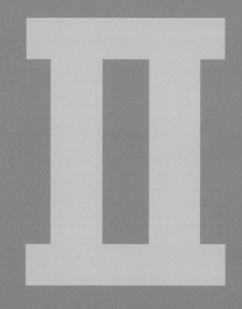

II 心カテ基本手技

前処置

pretreatment

谷口達典（大阪大学大学院医学系研究科循環器内科学）

心カテのポイント

- 心臓カテーテル（心カテ）検査は侵襲を伴う検査であることをよく認識し，確認事項については事前に十分検討しておく。
- 検査を行う前には医学的な前準備とともに，患者が身体的にも心理的にも落ち着いた状態で準備ができるようにしなければならない。

心カテ前の確認事項

- 第1に，心カテの適応（Ⅰ章「心不全心カテの適応」参照）を満たしており，行う必要性があるか十分に確認する（身体所見や採血，心エコーなどで，判断できないか?）。
- プロトコルの検討（Ⅳ章「疾患病態別心カテプロトコル」参照）
- 全身状態（感染の有無，心不全の状態など。Ⅰ章「心不全心カテの適応」参照）：非代償期にある心不全患者に右心カテを施行する場合は，フラットにしても問題のない血行動態かどうか事前に検討する。
- 現病歴，既往歴：ヘパリン起因性血小板減少症の既往についても確認しておく。
- 血液検査結果（貧血，凝固能，腎機能，炎症反応など）
- 造影剤の使用が予定されているとき，腎機能が悪い場合（eGFR＜60mL/分/1.73m^2）は造影剤腎症の予防のため，生理食塩水を1mL/kg/時で造影開始6時間前から開始し，造影終了後は1mL/kg/時で6～12時間輸液する。ただし，心不全の重症度によっては輸液速度は調整する必要がある。
- 内服薬（降圧薬，抗凝固薬，抗血小板薬，β遮断薬など）：アセチルコリン負荷検査を予定している場合，カルシウム拮抗薬や硝酸薬の内服を事前に中止しておく。また，造影検査を予定している場合は，ビグアナイド系メトホルミン塩酸塩は検査・治療の48時間前に中止をしておく。
- 検査前飲食：処置前8時間は飲食を禁止する。
- アレルギー疾患既往（喘息，テープ，ラテックス，麻酔薬，造影剤アレルギーなど）
- 単純X線検査やCT検査結果：あらかじめ判明している血管走行奇形について事前に検証する。
- 化粧，マニキュアの除去

心カテの準備・前処置

- 検査同意書の確認
- プロトコルの再確認（Ⅲ章「疾患病態別心カテプロトコル」参照）
- バイタルサインの測定
- 心電図モニタの装着
- 末梢静脈ルート確保：基本は上肢。穿刺側と反対側に確保する。
- 装着品の除去（時計・眼鏡・義歯など）
- 検査室の環境確認：室温・湿度が適正であるか。環境安全は整えられているか。救急カートや除細動器の作動チェック
- マーキング（必要時）
- 消毒
- 除毛（必要時）

①穿刺部位

- **右頸静脈**

  メリット：Swan-Ganzカテーテルを進めやすい。また留置する場合も歩行を妨げない。第一選択となりうる。

  デメリット：患者には首を穿刺するという不安がある。

- **右大腿静脈**

  メリット：穿刺に伴う合併症リスクは比較的小さい。

  デメリット：留置する場合は，歩行ができない。部位の衛生問題があり感染のリスクが高い。また体毛の量によっては剃毛を要する場合もある。

- **右肘静脈**

  メリット：患者の負担が小さい。

  デメリット：カテーテルの操作性が悪い。

- **鎖骨下静脈**

  メリット：留置する場合の固定が容易。

  デメリット：気胸，血胸などの合併症の率が比較的高く，ルーチンでは勧められない。最終の選択肢と考える。

②各アプローチの禁忌事項

- **鼠径部**：下大静脈（IVC）フィルター留置後の腹部大動脈瘤
- **上腕部**：透析シャント側，麻痺側，乳癌リンパ節郭清術後
- **エコー検査による穿刺部位血管の評価**：エコーガイド下に穿刺を行うことで，（特に血管内容量が少ないことが予想される場合）合併症のリスクを大きく低減できる。
- **鎮痛・鎮静（必要時）**
- **尿道バルーンカテーテル留意**：検査や治療に関して，長時間にわたることが予想される場合は，あらかじめ尿道バルーンカテーテルの留置をしておく。

心カテのTips / Pitfalls

どの状態での血行動態か

- 右心カテ検査は血行動態把握のために行うが，それがどの状態での血行動態であるか意識することが重要である。例えば，急性期の評価であるのか，慢性期の評価であるのかによって測定された値の意味合いが異なってくることに注意する。

血行動態評価のための局所麻酔

- 右心カテ検査中に，疼痛で血圧上昇や迷走神経反射を起こすことにより，正確な血行動態評価ができない場合がある。その際は，十分な局所麻酔を行うことが重要である。
- あらかじめ鎮痛・鎮静をかけることにより，患者を落ち着かせることも有効である(例：ジアゼパム 5～10mg)。
- また，痛みに特に感受性の高い患者においては，麻酔予定部位に吸収型麻酔薬を使用しておくことも有効である。

アナフィラキシーショックでの対応

- 造影剤に対するアナフィラキシーショックの対応に際して，エピネフリンの筋注が第一選択となる。
- ただし，β遮断薬を内服している場合は効果が低減するため，グルカゴンの投与が必要となる(グルカゴン 1mg/1A 静注。5分ごとに反復投与可能)。

大腿静脈穿刺時の注意

- 大腿静脈穿刺の穿刺部位は，上前腸骨棘と恥骨結節を結んだ上にある鼠径靱帯の2横指尾側，大腿動脈の内側を穿刺目標とする。
- 注意すべき点は，穿刺針が鼠径靱帯より頭側に進まないようにすることであり，後腹膜や腹腔内出血の危険性がある。
- また，後腹膜出血予防のため，可能であるならSeldinger法ではなく前壁穿刺のみでのシース留置を行うことも有効である。

心カテの前の剃毛処理

- イソジン®による皮膚消毒の効果は剃毛の有無によって差を認めず[1)]，剃毛した部位はむしろ剃毛していない部位に比べ24時間経過での細菌の増殖が助長されることが報告されている[2)]。
- このため近年の流れとしては，心カテの前の剃毛処理は行わないことが多い。ただし，体毛が多く穿刺に邪魔な場合は剃毛を行うことがある。

文献
1）田尾まゆみほか：術前体毛の有無による皮膚消毒効果の検討. 臨床看護, 14：1858-1862, 1988.
2）横山正義ほか：剃毛と術後創処置. 臨外, 56：1201-1205, 2001.

II

心カテ基本手技

Swan-Ganzカテーテル

Swan–Ganz catheter

石原嗣郎（日本医科大学武蔵小杉病院循環器内科）

心カテのポイント

- Swan-Ganzカテーテルが本当に必要な病態であるかを常に考えながら適応を決めなければならない。
- Swan-Ganzカテーテルから得られたデータを解釈する際，モニタに表示された値だけで治療を行ってはならない。圧波形も併せて評価し，診断・治療に生かすべきである。
- Swan-Ganzカテーテルを留置する際，肺胞圧により肺毛細管圧が潰されない場所であるZone 3に留置し，評価すべきである。

Swan-Ganzカテーテルの適応

- 急性期疾患の場合，治療抵抗性のショック，治療に難渋する心不全，心不全を合併する急性心筋梗塞，右室梗塞，機械的合併症を伴う急性心筋梗塞，難治性の不整脈などが適応になる。
- 慢性期疾患の場合，弁膜症，心筋症，心膜疾患，肺高血圧症，シャント疾患，先天性心疾患などの精査および治療方針を決める際に適応となる。
- 侵襲的な検査であるため，適応は十分吟味する。
- 得られた情報は正確であるべきであり，得られた情報をフルに活用し，診断・治療に生かすべきである。

Swan-Ganzカテーテルの構造（図1）

- 標準的なカテーテルの場合，血液の温度変化を感知するサーミスター，先端孔，側孔およびバルーンを有する。対側にはサーミスターコネクター，先端孔ルーメンハブ（黄色），側孔ルーメンハブ（青色）およびバルーン拡張用バルブがある。

Swan-Ganzカテーテルの合併症

- 刺入部の出血，血腫，血管損傷，動静脈瘻形成，感染，気胸，肺動脈破裂，不整脈，塞栓症，心臓穿孔などがある。
- 抗凝固薬，抗血小板薬の使用下，血小板減少のある患者では出血，血腫のリスクが上がる。
- 肺動脈損傷は致死的合併症である。カテーテル先端が肺動脈末梢まで留置され，バルーンが過拡張（overinflation）した際に起こる可能性がある。
- 長期留置の際には，感染症を引き起こす可能性がある。創部の観察に加え，発熱・炎症所見の上昇などの所見があり，感染徴候が疑われる際は，抜去を躊躇してはならない。

図1　Swan-Ganzカテーテルの構造

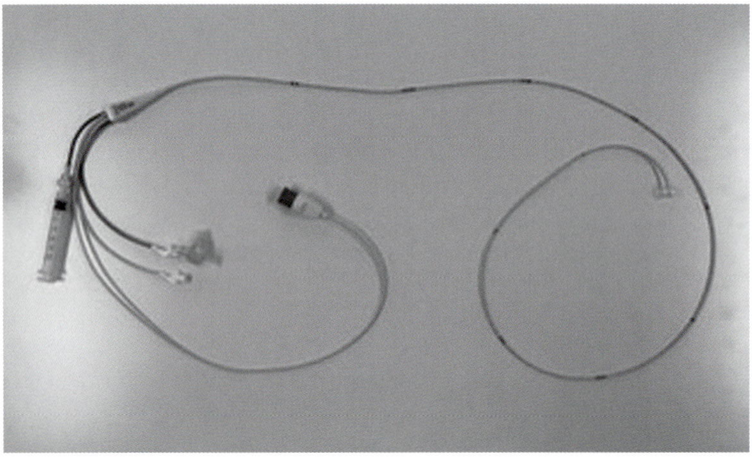

留置・管理する際のTips / Pitfalls

バルーンのinflationを確認

- Swan-Ganzカテーテルを進める場合，先端のバルーンがinflationされていることを確認し，慎重に進める。バルーンがdeflationした状態でカテーテルを進めると血管穿孔などの重大な合併症につながる。バルーンがdeflationした状態でカテーテルを動かすのは，カテーテルを引き抜く，抜去するときだけである。
- 抵抗がある，透視で見た際先端が進まず手前部分だけが押されるときは，先端が引っかかった状態であるため，無理に押さない。無理に押すと血管穿孔のリスクになる。

データの解釈は圧波形も含め総合的に

- Swan-Ganzカテーテルから得られるデータの解釈は，モニタに表示される値だけでなく，必ず圧波形も一緒に評価する。表示されているデータのみで治療を行うと重大な間違いにつながることがあり危険である。また，肺動脈圧，肺動脈楔入圧，心拍出量など，表示されているデータだけでなく，血管抵抗なども計算し，すべてのデータを総合的に判断し，診断・治療に生かすべきである。

心拡大が著明な場合の対応

- 心拡大が著明な場合，ときに肺動脈内へ誘導が困難なことがある。その際は，ラジフォーカス®(0.025インチ)を用いると，容易に挿入できることがある。それでも誘導できない場合は，深呼吸を利用しカテーテルを進める。
- また，カテーテルとワイヤーは作用・反作用の法則で基本的には動くため，カテーテルを押しても進まない場合は，ワイヤーを少し引く・カテーテルを進める，を同時に行うとカテーテルが進むことがある。

経大腿静脈アプローチ

- 経大腿静脈アプローチの際，右房から肺動脈へ上げる際，clockwiseに回転させながら進めると，三尖弁を通過する。さらに，clockwiseに進めると肺動脈内へ進む(図2a)。
- 経大腿静脈アプローチの際，右房内でカテーテルを円を描くように配置し，そのまま三尖弁を通過させると肺動脈内へ進む(図2b)。
- 経大腿静脈アプローチの際，右房から上大静脈へ進める場合，右房内でカウンターclockwiseに回しながら進める(図2a)。
- 肺動脈楔入圧(PAWP)を測定する際，バルーン先端は図のようにZone 3に留置しなければならない。Zone 3は，肺胞圧が最も低く，肺胞圧により肺毛細管圧が潰されない場所であると考えられているためである(図3)。

図2　経大腿静脈アプローチによるSwan-Ganzカテーテルの進め方

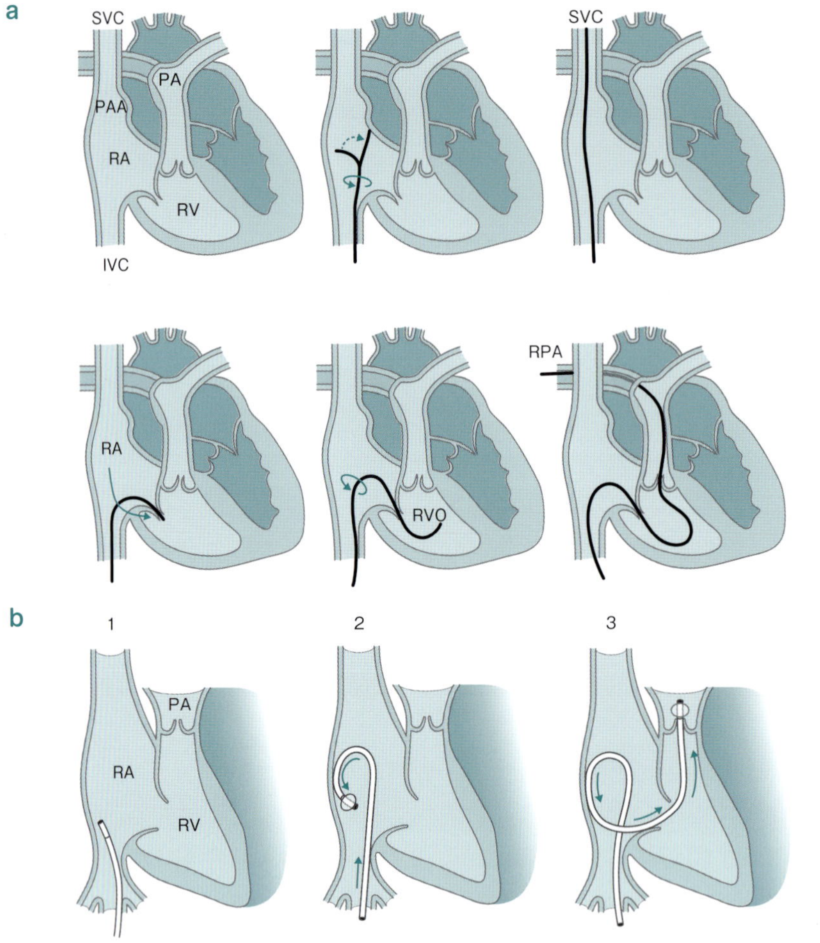

図3　PAWP測定時のバルーン位置

Zone 3に入れるのは，肺毛細管圧が潰されない位置であるため。

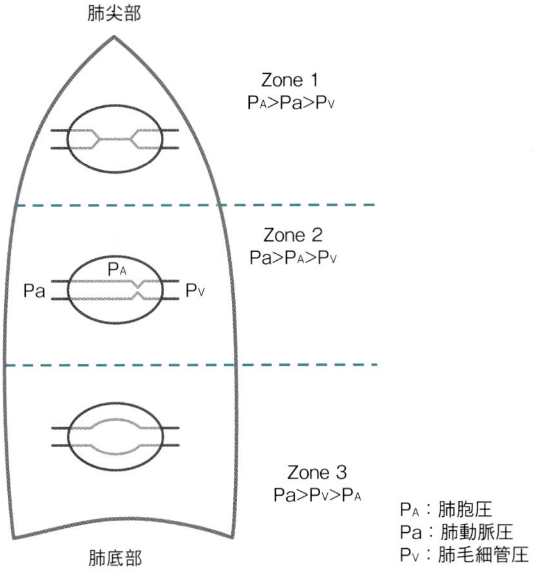

CHECK!

Swan-Ganzカテーテル　心カテプロトコル

カテ前準備

- 圧ライン：1 ～2組。検査内容により選択する。基本的に同時圧測定の際に2組必要になる。
- 留置用シース：5Frシース
- アプローチ部位：内頸静脈，大腿静脈，上腕静脈，鎖骨下静脈

Swan-Ganzカテーテル挿入前の準備

- まず，先端孔ルーメンハブと側孔ルーメンハブを生理食塩水でフラッシュする。その後，バルーン拡張用バルブに付属のロック付き2.5mLの注射器でバルーンをinflateする。inflateしたまま，生理食塩水中に浸し，バルーンに穴が開いていないか（バルーンの損傷の有無）を確認する。

Swan-Ganzカテーテルの挿入

①局所麻酔を行った後，シースを静脈内へ確保。Swan-Ganzカテーテルをシースへ挿入する。

②先端のバルーンに空気を注入し，バルーンが確実に膨らんだことを確認する。この確認は，合併症を起こさないようにするために，きわめて重要である。

③バルーンが膨らんだら，血管の走行に合わせて進めていく。その際，抵抗がある場合は無理に押さない。

④RA→RV→PAへと進んでいく。その際，必ず圧波形の変化を確認する。そのまま進めると，カテーテルが止まる部分がある。通常，そこがPAWPが測定できる部分である。

⑤透視で先端部位を確認し，固定する。バルーンのdeflate，inflateを確認し，inflateした状態でしっかり楔入できるかどうかを確認すると同時に，overinflationしないことを確認する。これは肺動脈損傷を防ぐため重要である。

心室・血管造影

ventriculography and angiography

石原嗣郎（日本医科大学武蔵小杉病院循環器内科）

心カテのポイント

- 左室造影は，左室機能，僧帽弁閉鎖不全症の重症度を評価する目的で行う。
- 大動脈造影は，主に大動脈弁閉鎖不全症の重症度評価，および閉塞性動脈硬化症の狭窄部位の同定目的に行う。
- 心室造影，血管造影は主にpig-tailカテーテルを用いて行う。心室造影はmulti-purposeカテーテルでも行えるが，不整脈や心筋内への造影剤の注入などの合併症があるため，実施には注意が必要である。

左室造影の適応

- 左室機能の評価を評価する目的で行う。心エコーでも詳細に左室機能を評価できるが，現在でも左室機能評価のための左室造影は非常に重要であり，手技およびその評価に精通しておく必要がある。
- 左室壁を7分画に分けて，**図1**のように分類する。
- 左室壁運動の評価方法として，**図2**のように分類する。**図1**の7つの区分と合わせて，壁運動を評価する。例えば，Seg 1～3にかけて，hypokinesisのように表現する。このような表現方法は，実際に左室造影を見なくても，その患者の心機能を容易に想像することができ，また医療者同士の意思疎通のための重要なツールとなる。
- 僧帽弁閉鎖不全症の重症度を評価する目的で行う。
- 重症度評価を行ううえで，左室造影は心エコー図検査とともに重要な検査であり，互いに補完的な検査として重要である。
- 逆流が多方向であったり，逸脱症例，肥満例，慢性閉塞性肺疾患（COPD）合併例，漏斗胸など，経胸壁心エコーによる評価が困難な場合には，左室造影から得られる情報は重要である。

- 左室造影を行うことで，造影剤の僧帽弁からの逆流が評価できる。重症度分類はSellers分類を使用する。これは，左室の造影と左房に漏れた造影剤の濃度の違いで重症度を評価する方法であり，**図3**のように分類する。なお，左室造影のGrade分類で，1度は軽度，2度は中等度，3度および4度を重症と判定する。

図1　左室壁の7分画

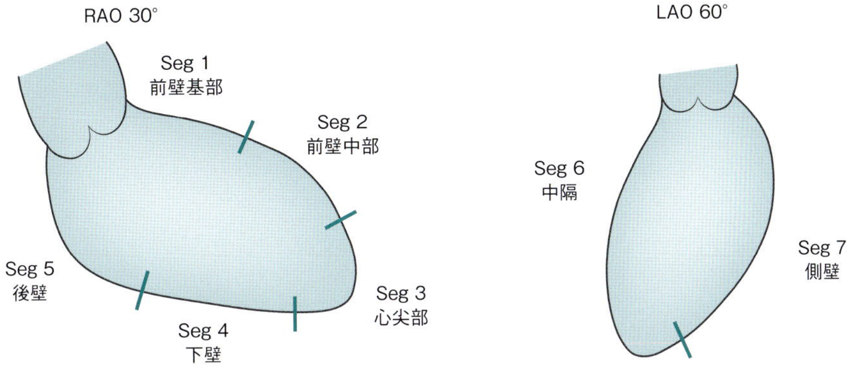

図2　左室壁運動の評価法

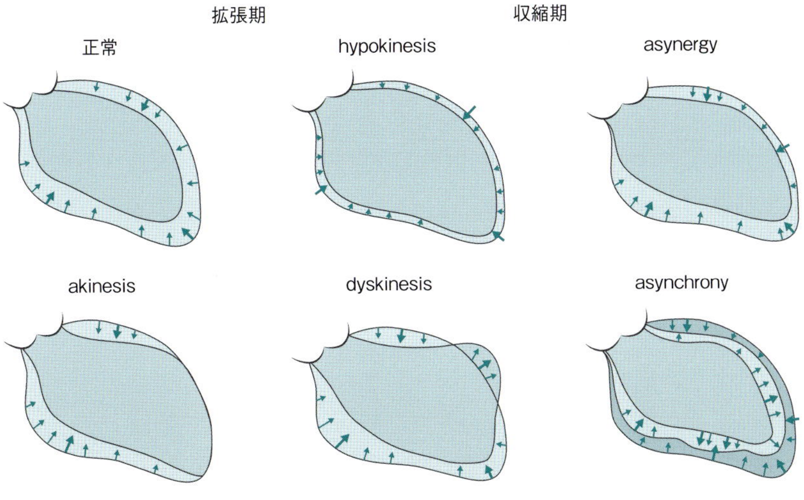

図3　左室造影のGrade分類（Sellers分類）

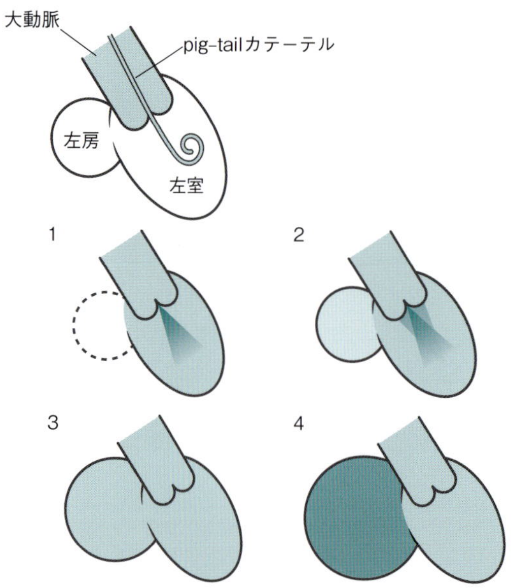

Grade 1度：逆流ジェットはあるが，造影剤は速やかに消失する。
Grade 2度：逆流ジェットがあり，左房は軽度造影されるが，左室より薄い。
Grade 3度：左房と，左室が同程度造影されるが，逆流ジェットはない。
Grade 4度：左房が左室よりも造影される。

心室・血管造影のTips / Pitfalls

左室造影のコツ

- pig-tailカテーテルを左室に挿入するには，まず，右冠尖にカテーテルを落とす。その後，clockwiseに回しながら（約180°程度）上に引いてくる。
- 右冠尖と左冠尖のちょうど真ん中あたりにカテーテルがくると，シネ上，カテーテルが少し跳ねるような動きをする。その際に，pig-tailカテーテルを押すと，カスプとカスプの間を抜けるように左室に誘導できる。
- それでも，左室に入らない場合は，ガイドワイヤー（0.035インチ）（ラジフォーカス®）を使用する。
- ガイドワイヤーの先端をpig-tailカテーテルから出した状態にする。
- その後，pig-tailカテーテルの先端を大動脈弁に押し付けた状態で，clockwiseに回すと左室に誘導できることがある。
- 大動脈弁狭窄症の評価目的に，引き抜き圧の測定を行う必要があるときは，pig-tailカテーテルの左室内への挿入は困難な場合が少なくない。
- その際は，Amplatzカテーテル®（AL1.0など）を使用すると，ガイドワイヤーの誘導が可能になることがある。
- multi-purposeカテーテルで左室造影を行う際，造影前に少量の造影剤をフラッシュする。これは，カテーテル先端が左室心筋に突き刺さって，心筋内への造影剤への注入を防ぐために行うもので，必ず行う。造影中に，カテーテルが跳ねて不整脈を誘発することがある。

- 左室造影中の心室期外収縮は壁運動や逆流の重症度評価を困難にするため，pig-tailカテーテルの位置は重要である。通常，左室の中央付近に位置すると防ぐことができる。また，RAO 30°で，pig-tailカテーテルの先端がしっかり丸く映る位置が至適位置である。

血管造影の適応

- 大動脈弁閉鎖不全症の重症度を評価する目的で行う。
- 僧帽弁閉鎖不全症と同様に，血管造影の意義は，経胸壁心エコーと補完的に扱うことで多くの情報を得ることができる。
- 大動脈造影を行うことで，造影剤の大動脈弁からの逆流が評価できる。
- 重症度分類はSellers分類を使用する。これは，大動脈の造影と左室に漏れた造影剤の濃度の違いで重症度を評価する方法であり，図4のように分類する。なお，大動脈造影のGrade分類で，1度は軽度，2度は中等度，3度および4度を重症と判定する。

大動脈造影のコツ

- pig-tailカテーテルを大動脈弁直上，弁尖に当たらないように留置し造影を行う。
- その際，pig-tailカテーテルが大動脈弁尖に当たると，弁の閉鎖を邪魔するため，重症度を過大評価してしまう。また，弁尖よりも遠い部分（弁尖より上）にカテーテルを留置すると，過小評価してしまう。
- pig-tailカテーテルをValsalva洞に押し当てる。その後，2～3cm引き，弁尖直上に留置する。

図4　大動脈造影のGrade分類（Sellers分類）

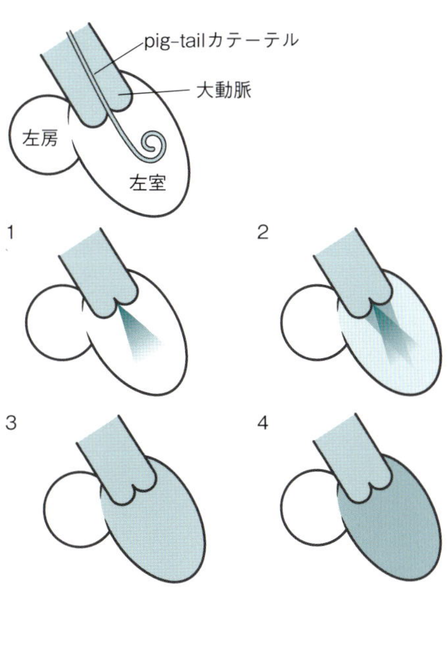

Grade 1度：左室内への逆流ジェットを認める。
Grade 2度：逆流ジェットがあり，左室全体が軽度造影される。
Grade 3度：逆流ジェットがなく，左室全体が濃く造影される。
Grade 4度：左室が大動脈よりも造影される。

CHECK!

心室・血管造影　心カテプロトコル

▶カテ前準備

- 圧ライン：1組
- 留置用シース：4Frシース
- アプローチ部位：橈骨動脈，大腿動脈，上腕動脈

▶pig-tailカテーテル挿入前の準備

- まず，pig-tailカテーテルの内腔を生理食塩水でフラッシュする。

▶pig-tailカテーテルの挿入

①局所麻酔を行った後，シースを動脈内へ確保。pig-tailカテーテル内にラジフォーカス®を挿入。必ず，ラジフォーカス®を先行させ，それに沿う形でpig-tailカテーテルを進める。

②透視でラジフォーカス®の先端がスムーズに血管内を進んでいくのを確認しながら，pig-tailカテーテルを進めていく。抵抗がある場合は無理に押さない。これは合併症を起こさないようにするために，きわめて重要である。

③左室造影では，pig-tailカテーテルを左室内へ，大動脈造影では大動脈弁に当たらないように大動脈弁直上に留置する。

④左室造影を行う際は，造影剤を8 ～ 15mL/秒で総量30 ～ 50mL注入。撮像はRAO 30°, LAO 60°の2方向を撮影する。左室拡大の程度に応じて量，スピードは調整する。

⑤大動脈造影を行う際は，造影剤を20mL/秒で総量40mL注入。撮像はRAO 30°, LAO 60°の2方向を撮影する。重症度に応じて，量，スピードは調整する。

II 心カテ基本手技

心室圧容積関係

ventricular pressure-volume relationship

坂本隆史（大分県立病院循環器内科）

圧容積関係のポイント

- 心室圧容積関係の成り立ちを心周期とその構成から理解する。
- 心室圧容積関係から左室収縮能，後負荷，圧容積面積，仕事効率，拡張能を知ることができる。

圧容積関係とは

- 横軸を心室容積，縦軸を心室内圧としたグラフで記述する。
- 同時に測定した1心拍の心室容積と心室内圧の関係をプロットすると，1つのループとなる（図1，2）。

①左室圧容積関係の構成要素（図1，2）

- **拡張末期点**（図2の点a）：心房収縮により左室容積が最大となり，左室収縮による左室圧が発生する前の点。僧帽弁が閉鎖する。
- **等容収縮期**（図2の線ab）：僧帽弁，大動脈弁ともに閉鎖しており，左室容積は変化せず左室圧が上昇するため，縦の線となる。僧帽弁閉鎖不全症があると，収縮期に左房への逆流があるため縦線は左に傾く。
- **大動脈弁開放点**（図2の点b）：左室が収縮を開始することにより圧が上昇し，大動脈圧を超えた時点で大動脈弁が開放する。
- **駆出期**（図2の線bc）：大動脈弁の開放から閉鎖するまでの，左室が血液を大動脈に駆出している周期の線。
- **大動脈弁閉鎖点**（図2の点c）：収縮が終了し，左室圧が大動脈圧より低下すると大動脈弁が閉鎖する。
- **等容弛緩期**（図2の線cd）：大動脈弁，僧帽弁ともに閉鎖しており，心室容積は変化しない。左室の能動的な弛緩により左室圧が低下するため，縦の線となる。大動脈弁閉鎖不全症があると，弛緩期に逆流があるため心室容積が増大することにより，縦線は右に傾く。

- **僧帽弁開放点（図2の点d）**：左室圧が低下し，左房圧と等しくなった点。左室圧が左房圧より低下すると僧帽弁が開放する。
- **流入期（図2の線da）**：房室弁が開放し血液が左房から左室に流入する周期。心房収縮により流入が終わる。

②圧容積関係からわかること

- **一回拍出量（図2）**：拡張末期から大動脈弁開放までの心室容量変化が一回拍出量（stroke volume：SV）である。僧帽弁閉鎖不全症がある場合には，左室が大動脈に駆出する容量と，左房に逆流する容量の合計となる。
- **収縮末期エラスタンス（図3）**：負荷に依存しない収縮能を表すため，収縮能評価のgolden standardとされている。バルーンによる下大静脈閉鎖などで複数の圧容積関係ループを描き，左上の点を結んだ線を収縮末期圧容積関係（end-systolic pressure volume relationship：ESPVR）という。その傾きを収縮末期エラスタンス（E_{es}）といい，負荷に依存しない心室固有の収縮性を表す。ESPVRと心室容積軸との交点を無負荷収縮期容量（V_0）という。

図1　心周期とその構成

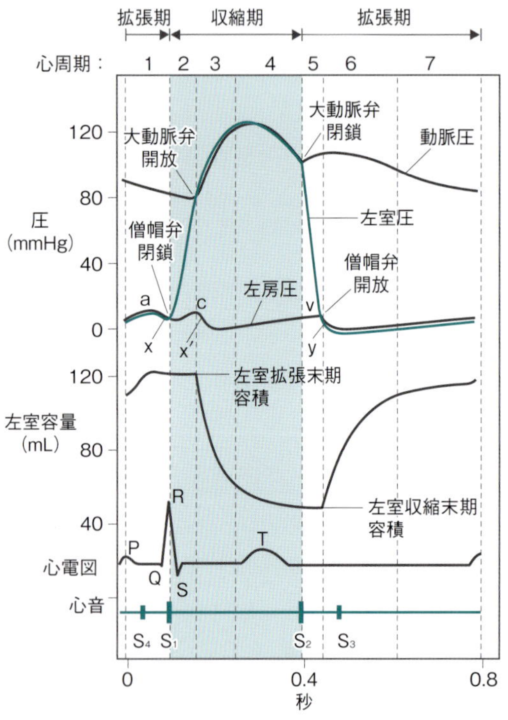

図2　左室圧容積関係

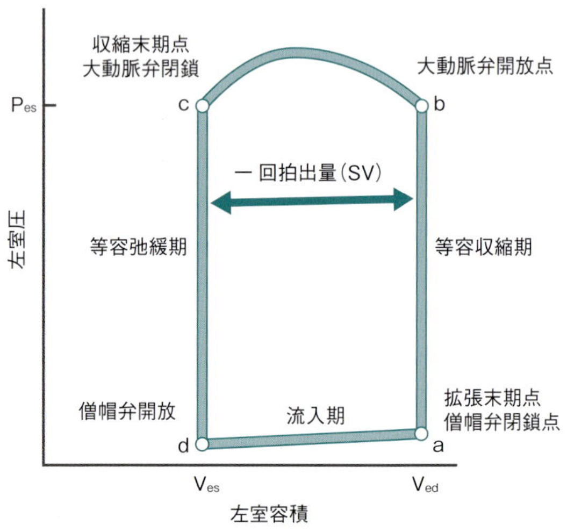

V_{es}：収縮末期容積，V_{ed}：拡張末期容積，
P_{es}：収縮末期圧

- **実効動脈エラスタンス（図3）**：心室の後負荷の指標である。心室から血管への一回拍出量が決まるには，心室の圧容積関係に後負荷としての血管の要素を組み込む必要がある。この血管の硬さを実行動脈エラスタンス（E_a）といい，

  E_a ≒ 収縮末期圧／一回拍出量

  で近似される。これを圧容積関係に組み込むと，図のような線になり，その傾きが後負荷の指標であるE_aとなる。このように心室圧容積関係に血管の特性を組み込むことを心室血管カップリングという。
- **心室の仕事量（図4）**：圧容積関係とESPVRで囲まれた圧容積面積（pressure-volume area：PVA）は，心筋の酸素消費量と相関があり，心室が行っている仕事量を表す。PVA心室が血液を送り出すことで行っている外的仕事（external work：EW）と内的仕事であるポテンシャルエナジー（potential energy：PE）の合計である。
- **心室の仕事効率**：心室が使用した酸素消費量と相関するPVAのうち，外的仕事の割合を算出することにより心室の仕事効率を算出することが可能である。
- **拡張末期圧容積関係**：バルーンによる下大静脈閉塞などで複数の圧容積関係ループを描き，複数の拡張末期点を結んだ線を拡張末期圧容積関係（end-diastolic pressure volume relationship：EDPVR）という。その曲線は指数関数に近似できることが知られている。心室の拡張期のスティフネス（コンプライアンス）を表し，拡張能の指標である。

心室圧容積関係評価の適応

- 左心室の圧容積関係は，上記の左室収縮能，後負荷，PVA，仕事効率，拡張能を評価する場合に施行する。
- 心血管作動薬を含めたさまざまな心臓および血管系への介入の血行動態への効果を評価するために施行する。
- 心臓の特性を評価するgold standardだが，研究目的に行われることがほとんどである。

図3　圧容積関係からわかる心血管特性

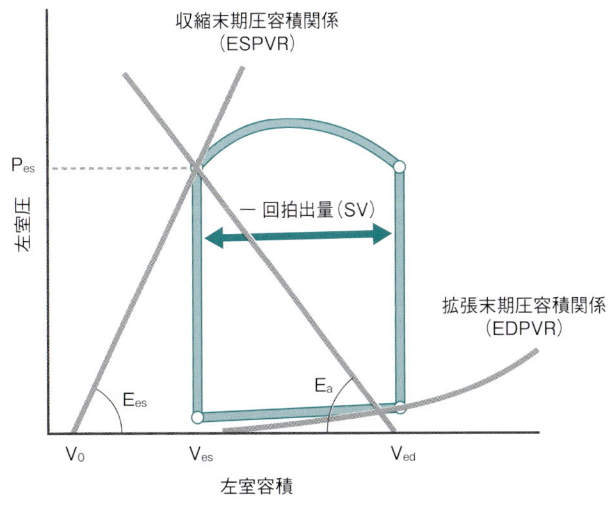

図4　圧容積関係と心室の仕事量

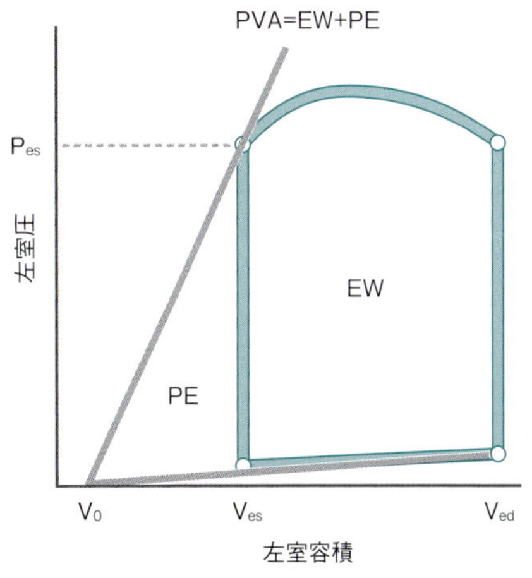

• 右室の圧容積関係については，右室の形態が三日月状であることから右室容積の連続測定が困難であり，その施行には注意が必要である。

心室圧容積関係の評価方法

• 左室の圧と容積を同時に測定する必要があり，専用の機器を用いて行う。
• 左室の容積測定はコンダクタンスカテーテルを用いる（**図5**）。コンダクタンスカテーテルはpig-tail型でワイヤールーメンを有しているため，左室造影用のpig-tailカテーテルを挿入するのと同様の手技で左室内に留置する。
• コンダクタンスカテーテルは複数の電極が設置されており，電極から微弱な電流を流し，心室内の電場変化を電極により計測して心室内容積測定を行う。
• 左室内圧測定にはカテ先に圧トランスデューサが搭載された，高忠実度（high-fidelity）の圧測定カテーテルを用いる。コンダクタンスカテーテル内のルーメンから挿入し，コンダクタンスカテーテルによる左室容積と同時に左室内圧を測定する。
• 複数の圧容積関係曲線を取得するために，必要に応じて下大静脈内でバルーンを拡張させて前負荷を変化させる。
• 圧容積関係の解析には専用の解析ソフト（ADInstrument社，LabChartなど）を用いると簡便である。

図5　コンダクタンスカテーテル（LEYCOM sigma5DF用）

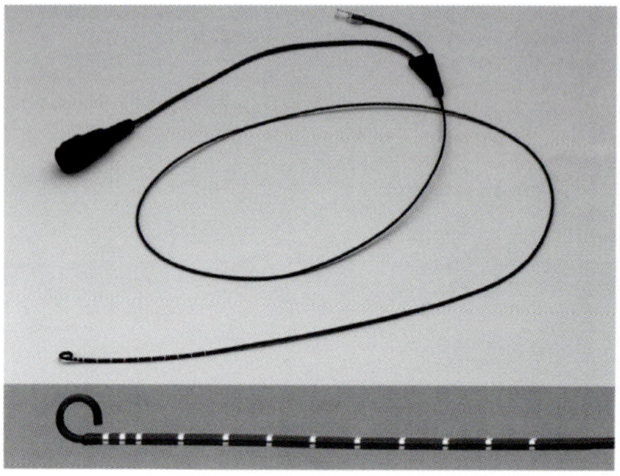

II 心カテ基本手技

心筋生検

myocardial biopsy

石井俊輔（北里大学医学部循環器内科学）

心カテのポイント

- わが国では，心筋疾患の診断，病態評価を目的に心内膜心筋生検がしばしば行われている。
- 生検鉗子の特性を理解し，シース先端の位置を常に意識し施行すれば，心筋生検は安全に施行可能である。
- 心筋病変の局在を意識し，生検部位を決定すると診断率の向上につながる可能性がある。

心筋生検の適応

- AHA/ACC/ESCが提唱する心内膜心筋生検のclass 1推奨は免疫抑制薬の適応がある“心筋炎の拾い上げ”を想定した新規発症心不全に留まる[1)]。
- しかし，わが国においてはかねてより，発症日および原因不明の心筋症などに対しても二次性心筋症を鑑別する目的に心筋生検が行われてきた。
- 欧米を中心とする心血管病理系の2学会からの提唱は，心筋炎や蓄積病などを鑑別する目的の心筋生検施行を支持している[2)]。
- 心筋疾患の診断，病態評価，予後予測指標の一助として，今後も重要な役割を担う検査である。

生検手技の実際

①右室生検（図1）

1) 右内頸静脈あるいは大腿静脈から，先端カーブのあるロングシースを挿入する。右室生検を施行する場合は，Swan-Ganzカテーテルによる血行動態評価後に行われることが多い。Swan-Ganzカテーテルをガイドにロングシースを挿入すると，容易に右室に挿入できる。

2)シースが右室内にあることを圧ラインで確認する。

3)左前斜位(LAO)40～60°で造影を行い，シースが心室中隔右室側に近接していることを確認する。心内膜面にシースが突き刺さった状態で，勢いよく造影すると心筋内造影をしてしまうため注意を要する。

4)生検鉗子のjawを閉じた状態でシースに挿入する。中隔側に方向付けされるようシースには先端カーブがあるが，強くjawを閉じた状態でシース内を通過させると，シース形状が直線方向に引き伸ばされ，心尖側や，右房内へ移動してしまうことがある。その場合にはシース内でjawを開き，シースのカーブに沿って鉗子が挿入されるよう工夫する。

5)生検直前にもシースが右室内にあることを再び圧ラインで確認する。

6)jawを開いた状態で，心室中隔右室側に押し当てる。心室に押し付けずに，心室腔内でjawを閉じてしまうと房室弁の腱索を断裂させる可能性もある。

7)jawを閉じるのと同時に，鉗子をすばやく引く。

8)鉗子をシース外に出したら，シース内をよく洗う。

9)必要に応じて上記4)～8)を繰り返す。

10)必要な組織採取を終えたらシースから造影を行い，心嚢内への漏出がないことを確認する。

11)5分間経過観察し，心タンポナーデの所見がないことを透視で確認し，手技終了とする。

図1　右室生検

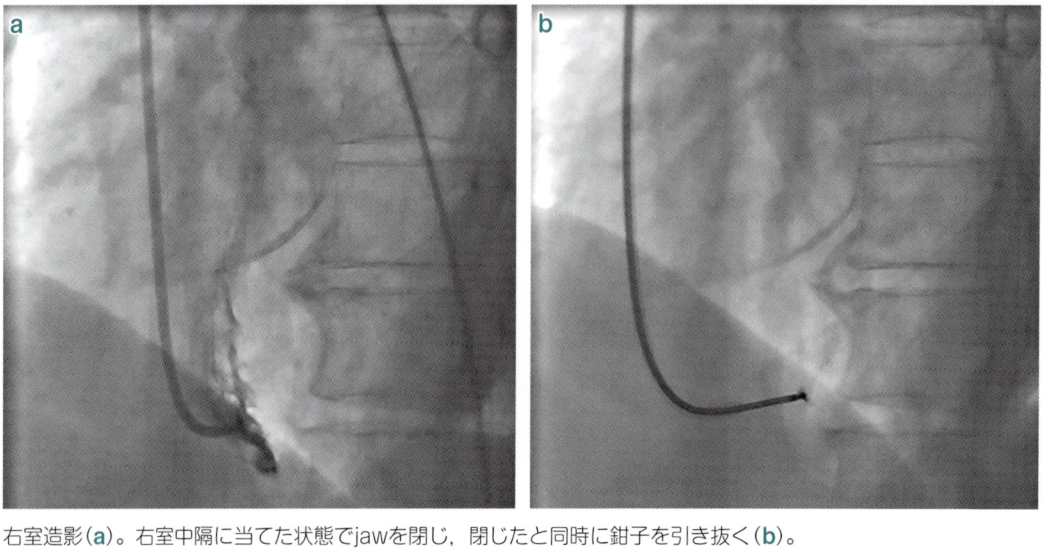

右室造影(a)。右室中隔に当てた状態でjawを閉じ，閉じたと同時に鉗子を引き抜く(b)。

②左室生検（図2）

1）大腿動脈よりロングシースを挿入する。

2）下行大動脈まで進んだら，内筒を抜去し，pig-tailカテーテルを挿入する。

3）pig-tailカテーテルを左室内に挿入し，必要に応じて左室造影を行う。

4）シースを左室内に挿入し，pig-tailカテーテルを抜去する。その後，ごく少量の造影剤で左室壁との距離感をつかんでもよい（LAO 60°）。

5）生検鉗子のjawを閉じた状態でシースに挿入し，左室内で開く。

6）jawを開いた状態で，左室後側壁に押し当てる。

7）jawを閉じるのと同時に，鉗子をすばやく引く。

8）鉗子をシース外に出したら，シース内をよく洗う。

9）必要に応じて上記4）～8）を繰り返す。

10）必要な組織採取を終えたらシースから造影を行い，心嚢内への漏出がないことを確認する。

11）5分間経過観察し，心タンポナーデの所見がないことを透視で確認し，手技終了とする。

図2　左室生検

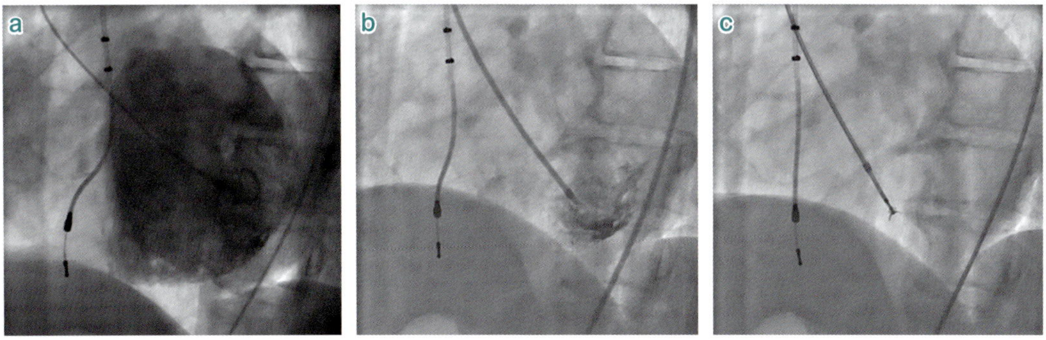

左室造影（a）。シースと左室後側壁との距離を確認（b）。jawを開いた状態で左室後側壁に押し当てる（c）。

図3　生検鉗子

開いたとき（c）にpushabilityが減じ，閉じているとき（b）にpushabilityが強く増す。先端形状付けが可能なタイプもある。

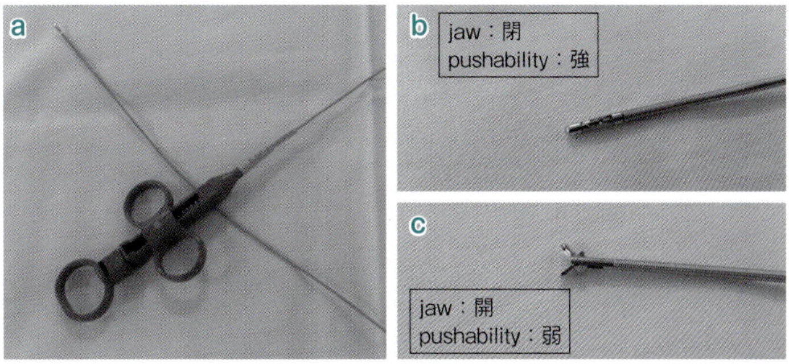

心カテのTips / Pitfalls

合併症と対応

- 左右の生検による合併症は，心室穿孔や，三尖弁，僧帽弁腱索断裂，一過性右脚ブロックや不整脈などがある。
- 特に心室穿孔は，重篤な合併症の1つである。心嚢ドレナージを必要とする穿孔の頻度は，右室 0.8%，左室 0.3%との報告がある。
- jawは，開いているときにpushabilityが減じ，閉じているときにpushabilityが強く増す特徴がある(**図3**)。jawを閉じるのと同時に，すばやく鉗子を引き抜くことも穿孔を回避するうえで重要である。
- 右室生検では，右室流出路や心尖部は壁が薄く穿孔のリスクが高い。また，右房拡大例では，手技中に右房内に生検鉗子が移動していることがあるため，圧ラインの確認を繰り返すのがよい。
- 左室穿孔が生じた場合は，急激に血行動態が悪化し重篤となりやすい。
- 左室生検での心破裂事例の大部分は，シース先端が心内膜面に近接した状態にある場合に，閉じたjawが心内膜面に食い込んだ形になった後，jawを開いてしまうことで起きる。シース先端が心内膜面に近接しすぎないことも重要である。
- また，心室壁が薄い拡張型心筋症だけでなく，肥大型心筋症のような過収縮状態にある症例でより注意が必要である。

生検部位の選択基準

- 心筋病変が局在する組織が生検施行前に既知であれば，その部位から採取されることが望ましく，必要に応じて右室または，左室から生検が行われる。
- 最近では，MRIやFDG-PETなどの画像検査を用いて病変部位を術前に同定することも少なくない。特にサルコイドーシス例など，病変が散在性に認められる疾患は，生検前の画像診断は診断率向上に重要であると考える。

採取後の管理

- 組織の乾燥を防ぐため，検体は採取のたびに直ちに固定液へ入れる。
- 光学顕微鏡用，電子顕微鏡用，RNA抽出用などで検体を使用する場合は，ホルマリン溶液入り固定瓶(常温)，グルタールアルデヒド溶液入り固定瓶(冷蔵)，マイクロテストチューブ(冷凍)などに分けて固定を行う。
- また，ホルマリン固定液の冷蔵保存は，組織読影に支障をきたすことがあるため，常温管理を基本とする。

文献

1) Cooper LT, et al : The role of endomyocardial biopsy in the management of cardiovascular disease : a scientific statement from the American Heart Association, the American College of Cardiology, and the European Society of Cardiology. Circulation, 116 : 2216-2233, 2007.

2) Leone O, et al : 2011 consensus statement on endomyocardial biopsy from the Association for European Cardiovascular Pathology and the Society for Cardiovascular Pathology. Cardiovasc Pathol, 21 : 245-274, 2011

III

心カテデータ解釈

III 心カテデータ解釈

心血管内圧

cardiovascular pressure

谷口達典（大阪大学大学院医学系研究科循環器内科学）

心カテのポイント

- 第一に，ゼロ点設定を正しく行う。
- 圧データは，モニターに表示された数値だけでなく，波形をよく観察して正しい数値が得られているかを確認する。
- それぞれの圧事象を表す波形の形状の変化がどのような病態を反映しているかを考察する。

- 心内圧の正しい測定と解釈は，心不全の診断・治療を行ううえで非常に重要な要素である。特に，コンピュータから得られる値だけではなく，実際の圧波形には多くの有用な情報がつまっている。

圧測定原理

- 心血管内圧測定の原理としては，直接法（カテ先マノメータ法）と間接法（fluid-filled法）がある。
- われわれが日常で行うものは，間接法のfluid-filled型であり，圧波形はカテーテルの先端からトランスデューサーまで，液柱を介して伝えられる。そのため，伝導路内において問題がある場合（気泡や造影剤の充満）は，不正確な圧情報が得られることとなる。直接法は圧波形を忠実に再現できるが，間接法は少しフィルターがかかった滑らかな波形となる。

正しいゼロ点設定

- 心内圧測定において，最も重要であるにもかかわらずおざなりにされてしまっているのが，ゼロ点設定である。
- McGeeによると，「胸骨部における第4肋間の横断面と剣状突起の中線を通る冠状面の交線」[1)]とある。すなわち，Louis角（第4肋間）の高さで，患者の腋窩中線上で測定する。

- この位置は右房の推定位置であり，ヒトがどのような体勢においても最も圧変化が少ないとされている点である。
- $1cmH_2O$＝0.7353mmHgであることからすると，3cm変わると2mmHg値が変わることとなり，検者によってゼロ点設定が異なることで，得られる値が大きく変わることとなる。

波形の観察

- まずは波形をよく観察し，得られるはずであろう圧事象を含んだ正しい圧波形が得られているかを確認する。そして，オーバーダンピングやアンダーダンピングなどのアーチファクトがないことを確認する。
- オーバーダンピングとは，カテーテル内の気泡によりダンピングした状態である。平滑な形状をしており，例えば大動脈波形であれば重複切痕が認められない（**図1**）。このような場合は，気泡の除去やフラッシュを行うことにより，正確な圧波形が得られるようになることが多い。
- 逆にアンダーダンピングでは，オーバーシュートアーチファクト，または共振アーチファクトを生じる。
- オーバーシュートアーチファクトは，通常，カテーテル先端とトランスデューサーの間のシステムの，いずれかにおける小さな泡の存在に起因する。
- **図2**に示すように，高周波数の，スパイク状のアーチファクトを生じる。これについては，カテーテルをフラッシュするか，フィルターを導入することで修正可能である。
- オーバーシュートは急激なカテーテルの動きによるカテーテル内液の加速によっても引き起こされ，過剰なループを呈する肺動脈内のカテーテルで多いが，この場合のアーチファクトは矯正するのが困難である。

図1　オーバーダンピング波形

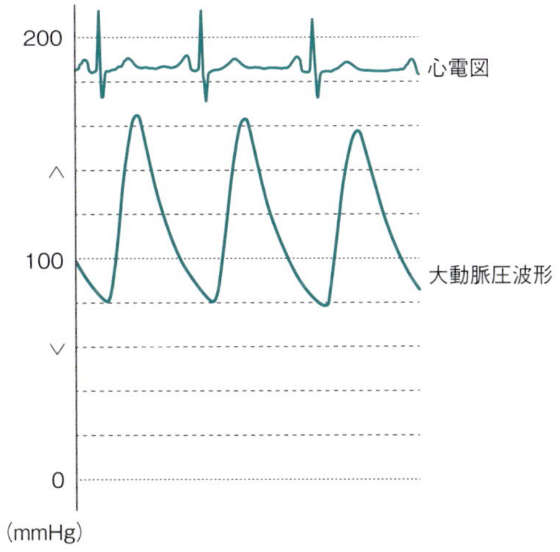

図2　オーバーシュートアーチファクト

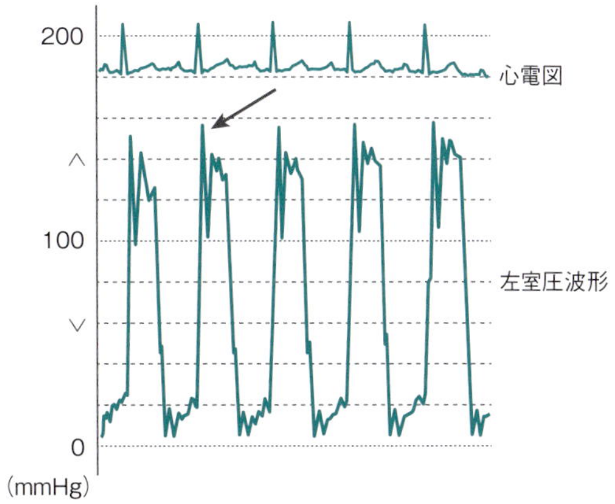

波形の時相の確認

- 圧事象と心電図の時相とを照らし合わせることにより，それぞれの波を同定する。

心内圧波形

①右房圧波形（図3）

- 正常：2～6 mmHg
- 心房圧は基本的にa，vの陽性波とx，yの陰性波で構成される。
- 正常の右房圧波形では，a波はv波よりも高い（表1）。

◆各波の変化から示唆させる病態

- 巨大a波：右房のemptyingへの抵抗もしくは右室コンプライアンス低下による。
  右室への血液流入障害：三尖弁狭窄症，右房粘液腫
  右室コンプライアンス低下：右室梗塞，右室心筋症，急性肺梗塞，肺高血圧症，肺動脈弁狭窄症
  その他：房室解離，心室頻拍，心室ペーシング，完全房室ブロック
- 巨大v波：心室収縮期における右房容量増大による。
  三尖弁閉鎖不全症，心房中隔欠損症（ASD），肺性心，心房細動，重症うっ血性心不全，心室中隔欠損症（VSD）（LV-RA），右房コンプライアンス低下
- 急峻なy谷：三尖弁閉鎖不全症，右室梗塞を含む右室コンプライアンス低下。
  右心不全，収縮性心膜炎，拘束型心筋症
- なだらかなy谷：右房のemptyingや右室充満が障害される。
  三尖弁狭窄症，右房粘液腫，心タンポナーデ

図3　右房圧波形

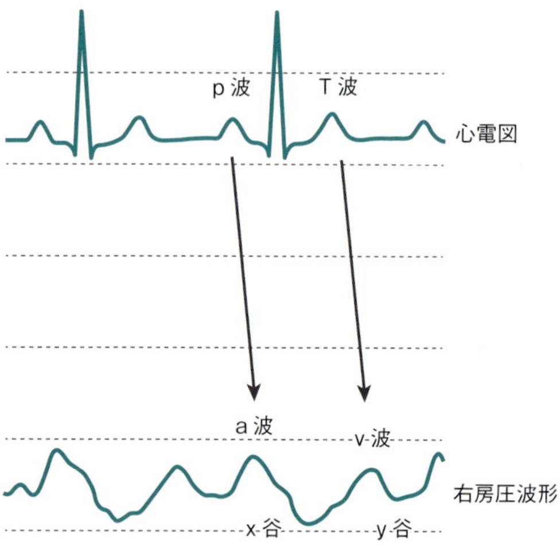

表1　波形の意義と同定の仕方

	波形の意義	同定の仕方
a波	心房収縮による右房内の圧上昇	心電図のp波から約80msec遅れた陽性波
c波	心室収縮期の開始時に三尖弁輪が突然右房方向に動くことによる	心電図上のPR間隔と同じだけa波に遅れる
x谷	心房弛緩と心室収縮のために生じる房室接合部の突然の下方運動	a波の後の圧の降下
v波	心房拡張期に相当する受動的静脈性充満	v波のピークは心電図のT波の終末期に見られる
y谷	三尖弁が開放する際の右房容積の急速な減少	v波の後の圧の降下

②右室圧波形（図4）

- 正常：20～30mmHg（収縮期圧），0～8mmHg（拡張末期圧）
- 拡張末期に心房収縮により，a波が見られる可能性があるが，これは正常所見ではない。肺高血圧，右室肥大，右室容量負荷によるコンプライアンスの低下を示唆する。

③肺動脈圧波形（図5）

- 正常：20～30mmHg（収縮期圧），4～12mmHg（拡張期圧），15mmHg以下（平均）
- 肺動脈拡張末期圧は，左房圧の予測値として用いられることがあるが，特に肺血管抵抗が異常である場合には，非常に不正確である。

④肺動脈楔入圧（図6）

- 正常：2～14mmHg（平均圧）
- 肺動脈の血流を遮断することにより，圧が連続した円柱状の液体を通じて，左房圧，肺静脈圧を反映する。そのため，右房圧と同様にa, vの陽性波とx, yの陰性波で構成される。

図4　右室圧波形

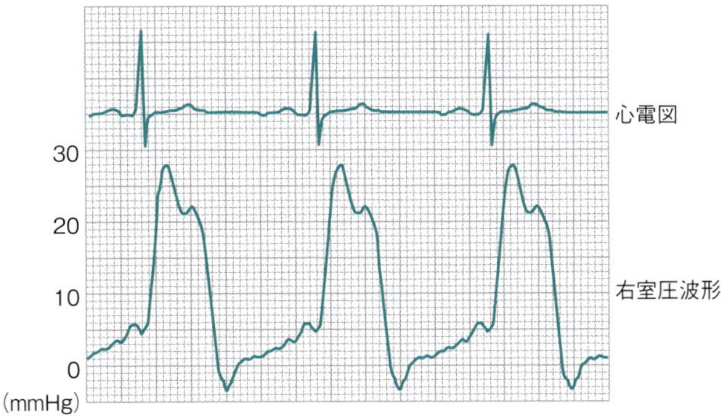

図5　肺動脈圧波形

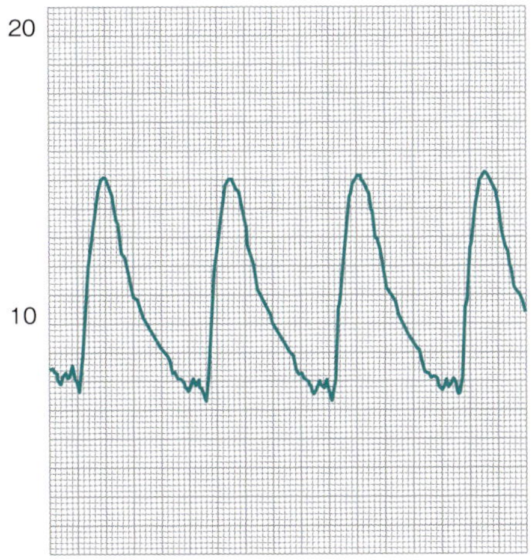

図6　肺動脈楔入圧波形

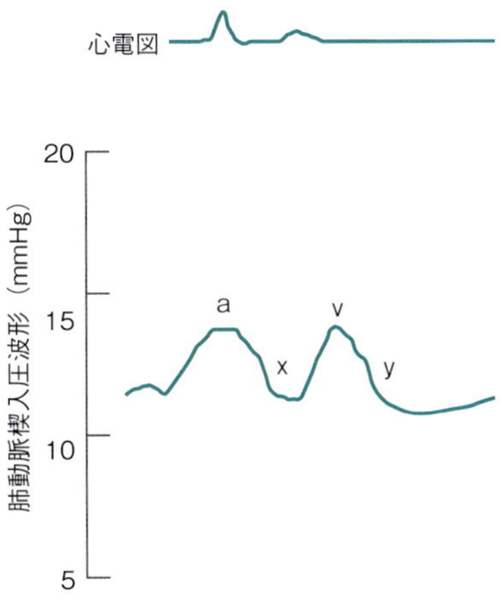

- 巨大a波や巨大v波，急峻なy谷は，右心系をそのまま左心系にあてはめると同様に解釈できる。ただし，肺動脈楔入圧では，左房圧を反映して一般的にv波がa波より高い。また，圧は肺毛細血管床を伝播するので，心電図上は左房圧に比べ時相が遅れる[2)]。
- また，肺動脈楔入圧は左房圧に比べてダンピングしたものであり，実際の左房圧よりもやや低い。肺高血圧症の患者では，適切で正確な肺動脈楔入圧を得ることは困難である。

⑤左室圧波形

- 正常：90～140mmHg(収縮期圧)，10～16mmHg(拡張末期圧)
- 左室拡張末期圧は，a波の直後の心室駆出と同時に起こる収縮期圧が突然上昇する前の圧と定義される(図7)。
- ただし，前述の右室圧波形と同様に左室圧波形にa波が存在すること自体が異常であり，その同定が困難なこともある。
- また，拡張期圧が遅れて上昇する場合には，そのまま左室圧の上昇につながり，この場合も正しい拡張末期圧を判断することが困難である。

⑥大動脈圧波形(図8)

- 正常：90～140mmHg(収縮期圧)，60～90mmHg(拡張期圧)
- 測定された中心大動脈圧は2つの成分，すなわち左室駆出に起因する前方血流による圧波形と，反射波による圧波形の総和である。

図7　左室圧波形

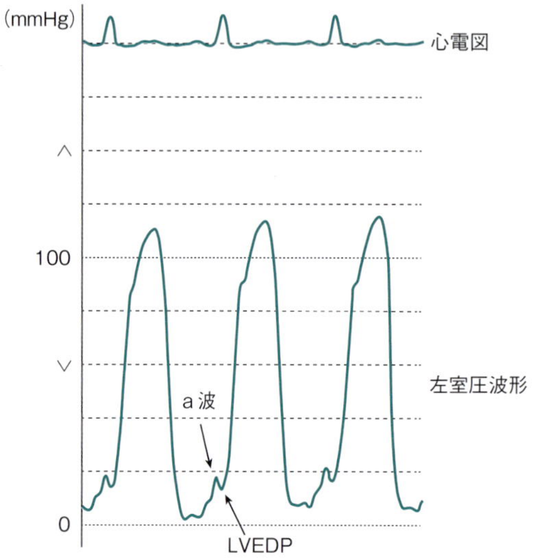

図8　大動脈圧波形

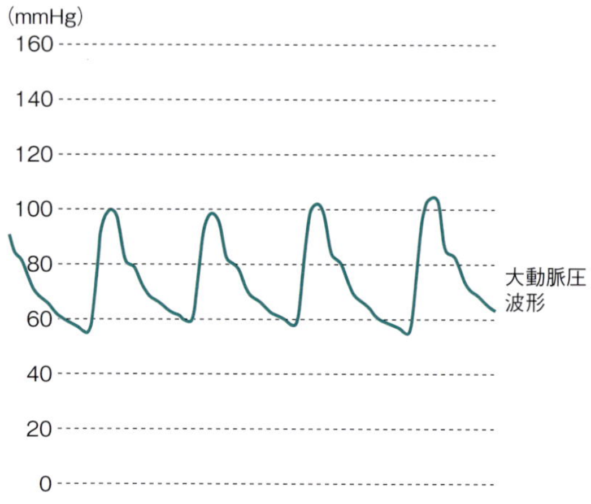

心カテのTips / Pitfalls

心内圧の記載方法

- 心内圧の表現方法にはさまざまあるが，(　)記載は平均圧，「~」は拡張末期圧を表しており，動脈圧は「収縮期圧/拡張期圧(平均圧)」，心室圧は「収縮期圧/~拡張期圧」，心房圧は「a波/v波/平均」などと表される。

心内圧測定に適した呼吸時相

- 呼気終末が，心内圧測定に適した呼吸時相であると考えられているが，それは胸腔内圧が最も0mmHgに近づくからである。
- ただし，呼気終末の圧「吸って，吐いて，止めて」という声掛けをして圧測定を行うことがあるが，息むことによりValsalva負荷がかかってしまい，圧が真の値よりも高く出てしまうことがある。
- そのような場合には，「息まないように」ときちんと伝えるか，穏やかな呼吸をしてもらいながら計測するとよい。

交感神経賦活時は避ける

- 痛みや排尿を我慢している状態などでは交感神経が活性化し，後負荷が普段以上に上昇していることがある。
- その際に得られる圧データは，後負荷が上昇した状態でのデータであるため，本来評価したいものとは異なることになる。
- そのため，患者の状態には注意を払い，場合によっては鎮痛・鎮静や，検査中に排尿を促すことも有用である。

適切な動脈圧楔入圧波形を得る

- Swan-Ganzカテーテル先端が末梢肺動脈内で，バルーンが過拡張されると，過度の楔入(いわゆるover-wedge)状態になる。
- 肺動脈圧波形とは明らかに異なるが，a波やv波は観察されず，ちょうど心室細動のような波形や，徐々に圧上昇していくような波形が得られる。
- そのため，バルーンの拡張は，必ずモニタ画面で圧波形を観察しながらゆっくりと行い，きちんとa波，v波が確認できる必要がある。
- このようなときは，バルーンを少しdeflateすることによって，適切な肺動脈楔入圧波形が得られることがある。

血液酸素飽和度測定も考える

- 混成記録は，肺動脈楔入圧を測定する際にも，特に肺高血圧が存在する場合に観察される可能性がある。こういった場合には，カテーテルは完全に肺動脈を閉塞できず，部分的な楔入となる。
- その結果としての波形は，肺動脈圧と肺毛細血管圧の混和であり，あたかも楔入圧が高いかのように見える。
- このような症例では，肺動脈楔入部位の確認のために，血液酸素飽和度の測定をするとよい。

異常v波の成因

- 心房圧波形に見られるv波の規定因子は，①心室収縮期に心房に流入する血液の速度と量，②心房内の血液の量と圧，③心室後負荷，④心室収縮力，⑤心房コンプライアンスとされる。
- 従って異常v波は，心房に流入する血液の増加や，心房のコンプライアンスの低下で生じる。

巨大v波と僧帽弁閉鎖不全症

- 重症僧帽弁閉鎖不全症の参考所見とされる巨大v波の定義には，①v波のピークが40mmHg以上，②v波のピークと平均肺動脈楔入圧との差が10mmHg以上，もしくは，③v波のピークと平均肺動脈楔入圧の比が2以上，といったように，さまざまに定義されてきた[3)]。
- ただし，巨大v波の存在は，重症僧帽弁逆流において，実際にはそこまであてになる指標でもない[4)]。
- むしろ，多く見られるのは，左房の容量状態と左房コンプライアンスの低下といった，重症心不全における巨大v波である。

文献

1）McGee SR：Physical examination of venous pressure：a critical review. Am Heart J, 136：10-18, 1998.
2）Sharkey SW：Beyond the wedge：clinical physiology and the Swan-Ganz catheter. Am J Med, 83：111-122, 1987.
3）Snyder RW 2nd, et al：Predictive value of prominent pulmonary arterial wedge V waves in assessing the presence and severity of mitral regurgitation. Am J Cardiol, 73：568-570, 1994.
4）Fuchs RM, et al：Limitations of pulmonary wedge V waves in diagnosing mitral regurgitation. Am J Cardiol, 49：849-854, 1982.

III

心カテデータ解釈

心拍出量・血管抵抗・O_2 step-up

cardiac output・vascular resistance・O_2 step–up

坂本隆史（大分県立病院循環器内科）

心カテのポイント

- 心拍出量算出のためのFick法，熱希釈法について理解する。
- 血管抵抗の計算方法，その解釈について理解する。
- 左－右シャントについてのoxymetry runの手法，その解釈について理解する。

心拍出量（正常値：心係数 2.5 ～ 4L/分/m^2）

- 心拍出量は心臓から送り出される単位時間当たりの血液量を表す。
- 単位はL/分や体表面積で規格化したL/分/m^2（心係数）を用いる。
- 左室から体循環に駆出される血液量（Qs）と右室から肺循環に駆出される血液量（Qp）がある。
- シャントがなければ定常状態ではQsとQpは等しい。
- 心拍出量は心室の収縮性，拡張能，心拍数，末梢血管抵抗，前負荷により決まる。

①心臓カテーテル検査での心拍出量の測定方法

1）Fick法

- 「肺での酸素摂取量と，血液の肺通過前後での酸素含有量較差が同じである」というFickの原理を用いる。
- 血液1L当たりの酸素含有量＝Hb（g/dL）×10×1.36×酸素飽和度（**図1**）
- Hb1gに結合できる酸素は1.36mL O_2
- 肺での酸素摂取量と全身での酸素消費量は等しいことから，Douglasバッグ法や代謝率計を用いて酸素消費量を実測する。
- 最近はカテ室のポリグラフに身長，体重，心拍数，ヘモグロビンを入力すると推定値が算出されるため，これを用いることが多い。
- 心拍出量＝酸素消費量（mL O_2/分）/［ヘモグロビン（g/dL）×10×1.36×（動脈血酸素飽和度－混合静脈血酸素飽和度）］（**図2**）

図1　血液1L当たりの酸素含有量

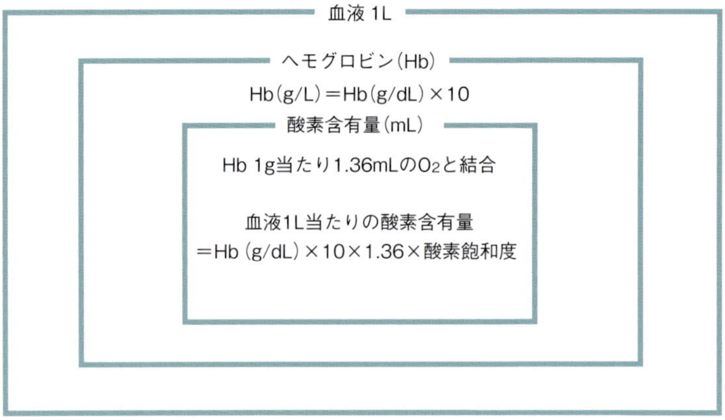

図2　心拍出量

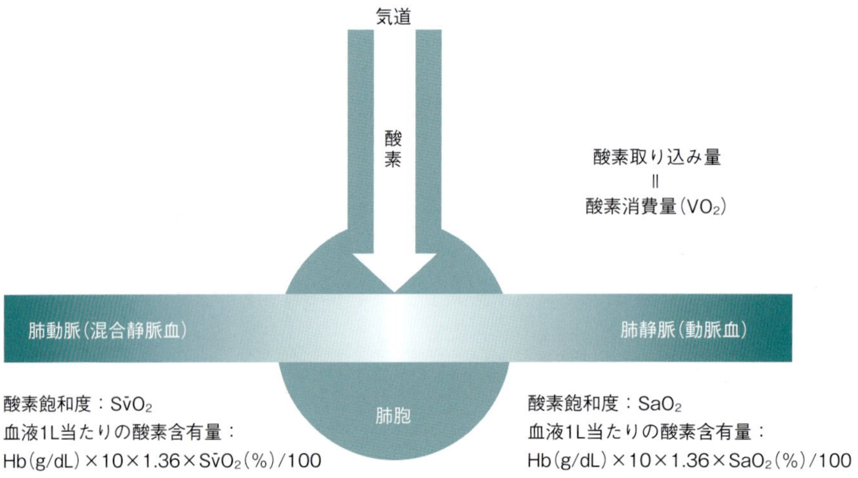

- シャントがなければ混合静脈血酸素飽和度は肺動脈血酸素飽和度となる。
- 原理的には最も精度のよい測定方法である。
- 基本的にはQpの推定となるが，シャントがない場合にはQsにも代用できる。

2)熱希釈法

- カテーテル先端にサーミスタが装着された多孔式カテーテルを用いる。
- サーミスタのある先端部分を肺動脈内に留置し，右房もしくは大静脈や右室部の側孔より冷水を急速注入する。
- サーミスタで感知された温度変化により心拍出量を推定する。

- 3～5回の平均をとる。
- 1回目は高めに算出されることが多いため，注入前に冷水でフラッシュするなどの工夫が必要である。
- 中等度～高度な三尖弁閉鎖不全症が存在する場合には，信頼性が低くなるため注意が必要である。熱希釈法を行わずに，Fick法のみ行うことも検討する。
- 留置型のSwan-Ganzカテーテルでは熱線による温度変化により心拍出量測定を行う。

3)ほかの循環指標

- 組織への灌流の指標として，動静脈酸素飽和度較差(A-V O_2 difference)や，より簡便化した混合静脈血酸素飽和度($S\bar{v}O_2$)は臨床的に重要である。
- 動静脈酸素飽和度較差(A-V O_2 difference)＝動脈血酸素飽和度(SaO_2)－混合静脈血酸素飽和度($S\bar{v}O_2$)
- 動脈から末梢に灌流した血液は，組織で酸素が使用されて静脈から心臓へ還流する。
- 組織の酸素消費量に対して心拍出量が少ない場合には，たくさんの酸素が消費されるため，静脈血の酸素飽和度は低下する。
- 動静脈酸素飽和度較差や混合静脈血酸素飽和度は，組織灌流を心拍出量ではなく，末梢組織の酸素需要に対して供給できているかを示すため，心不全での低灌流の有無の評価には心拍出量よりも重要な概念である。
- 正常値は動静脈酸素飽和度較差の20～30%，混合静脈血酸素飽和度は60～80%である。

血管抵抗

①Poiseuilleの法則

- 管を通る血流(Q)に関して，影響する因子についての法則である。

$$Q=\frac{\pi(P1-P0)r^4}{8\rho l}$$

- ここでP1は流入圧，P0は流出圧，rは管の半径，lは管の長さ，ρは液体粘度を表す。
- 流入圧が高くなれば血流は増加し，半径が大きくなればその4乗分の血流が増加する。
- 血流量は管の長さと液体粘度に反比例する。
- オームの法則：抵抗(R)＝圧較差(ΔP)/血流(Q)
- Poiseuilleの法則にあてはめると，

$$R=\frac{8\rho l}{\pi r^4}$$

- つまり血管抵抗は血管径，血液粘度，血管長により規定されることがわかる。
- このなかでも生体では血管径の変化が大きく，血管抵抗はその4乗に反比例する。

②血管の圧－血流量関係

- 心周期に関係なく一定の血液が流れている定常流状態では，**図3**のように圧と血流量の間には正の直線関係がなり立つ。

図3　血管の定常流状態

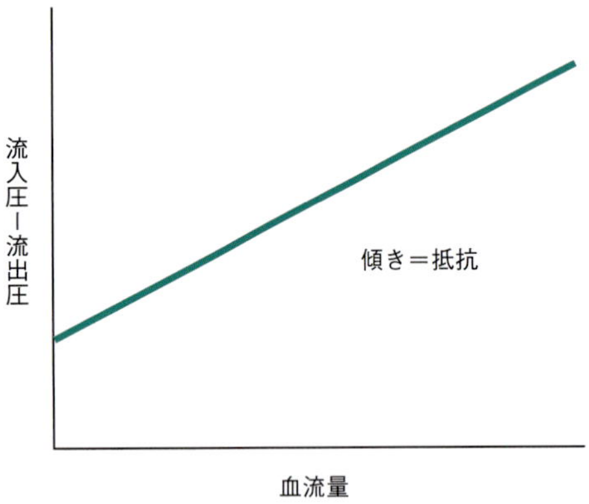

図4　血管抵抗推定の落とし穴

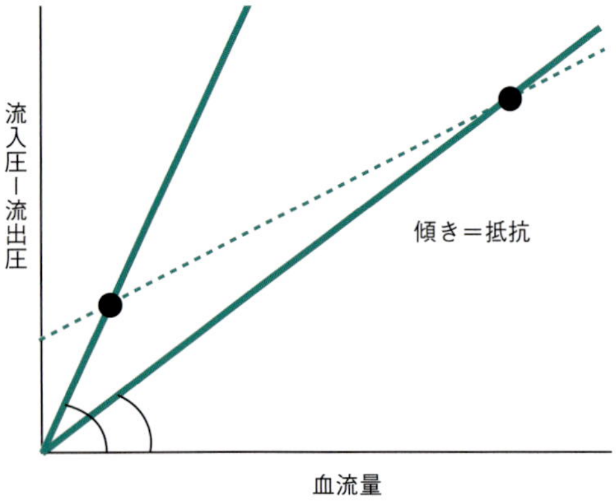

- この傾きが血管の抵抗を表す。
- しかし，実際には心臓の拍出により血流は拍動しており，血管の抵抗は時々刻々と変化している。これをインピーダンスというが，その評価法や解釈が煩雑であることと，臨床的にあまり意味をもたないことより，研究目的以外には使用されていない。
- **図3**のように血管の圧－血流量関係では，血流量が0となっても圧が存在することが知られている（zero flow pressure）。
- 血流量が少ない場合には血管抵抗は過大評価し，血流量が多くなれば真の血管抵抗に近付く（**図4**）。

③体血管抵抗

- 体血管の抵抗を表す指標として体細血管抵抗（SAR）と体血管抵抗（SVR）があるが，日常診療では体血管抵抗を用いる。
- 体血管抵抗（SVR）＝（平均体動脈圧－平均右房圧）/体血流量［正常値：800～1200dynes/秒/cm^{-5}］
  体血管抵抗係数（SVRI）＝（平均体動脈圧－平均右房圧）/心係数［正常値：1600～2400］
- 体細血管抵抗（SAR）＝平均体動脈圧/体血流量
  体細血管抵抗係数（SARI）＝平均体動脈圧/心係数
- 単位はmmHg/（L/分）をwood単位（WU）と記述する場合や，変換係数80を掛けて「dynes/秒/cm^{-5}」で表されるメートル単位に変換することもできる。
- 心不全患者ではしばしば交感神経活動の亢進や血管収縮性ホルモンにより動脈が収縮している。動脈径の短縮はその4乗に反比例して血管抵抗を上昇させており，後負荷の増大となっている。
- このような体血管抵抗が上昇している心不全患者に対しては，血管拡張薬による後負荷軽減は有効な治療選択肢となりうる。

④肺血管抵抗

- 肺血管の抵抗を表す指標として，全肺血管抵抗（TPR）と肺血管抵抗（PVR）があるが，それぞれで意味合いが異なる。
- 全肺血管抵抗（TPR）＝平均肺動脈圧/肺血流量
  全肺血管抵抗係数（TPRI）＝平均肺動脈圧/心係数
- 肺血管抵抗（PVR）＝（平均肺動脈圧－平均左房圧）/肺血流量［正常値：100～200dynes/秒/cm^{-5}］
  肺血管抵抗係数（PVRI）＝（平均肺動脈圧－平均左房圧）/心係数
- 平均左房圧は平均肺動脈楔入圧で代用されることが多い。
- 特発性肺動脈性肺高血圧症や慢性血栓塞栓性肺高血圧症では，全肺血管抵抗と肺血管抵抗は両方とも上昇している。
- これに対して左心系疾患に伴う肺高血圧症では，全肺血管抵抗は上昇しているが，肺血管抵抗は正常となる。
- ただし全肺血管抵抗はほとんど用いられておらず，肺動脈楔入圧の測定が困難である症例などに使用されるべき指標である。
- 肺血管抵抗が上昇している場合には，肺高血圧症が存在している可能性があるため，二次性肺高血圧症の鑑別を行う必要がある。
- また肺血管抵抗が上昇している場合には，oxymetry runの施行や，酸素負荷やカルシウム拮抗薬などによる肺血管の可逆性の評価をする必要がある。

O_2 step-up

- シャント性先天性心疾患のシャント部位やシャント量推定のために行う。
- 理由のわからない動脈血酸素飽和度の低下では右－左シャント，混合静脈血酸素飽和度の上昇（80％以上）では左－右シャントの可能性を考慮し，oxymetry runの施行を積極的に検討する。
- 以下に左－右シャントについて説明する。右－左シャント，両方向性シャントについては成書を参照。

①oxymetry runの実際

- 右心内に有意なstep-upが存在するかを，以下の部位での2mLの採血を行う。
- 必要に応じて圧測定も行う。
  1）左および右肺動脈，あるいはその一方
  2）左および右肺動脈，あるいはその一方でのバルーンを楔入しての採血
  3）主肺動脈
  4）右室，流出路
  5）右室，中央部
  6）右室，三尖弁または心尖部

7)右房，下部または三尖弁付近

8)右房，中央部

9)右房，上部

10)上大静脈，下部(右房接合部付近)

11)上大静脈，上部(無名静脈合流部付近)

12)下大静脈，上部(横隔膜直下)

13)下大静脈，下部(L4–L5部)

14)左室

15)大動脈(動脈管よりも遠位部)

- これらの工程を7分以内に終了させる。

②左－右シャントの判定

- 近位側と遠位側の酸素飽和度または酸素含有量の差によりO_2 step–upの有無を判定する。

③シャント量，血流量比の算出

- 肺血流量(Qp)＝酸素消費量/[肺静脈血酸素含量(mL O_2/L)－肺動脈血酸素含量(mL O_2/L)]
- 体血流量(Qs)＝酸素消費量/[体静脈血酸素含量(mL O_2/L)－体動脈血酸素含量(mL O_2/L)]
- 体静脈血酸素含有量には混合静脈血酸素飽和度の測定が必要であるが，左－右シャントがある場合にはシャント血が混合するため測定ができない。
- 混合静脈血酸素飽和度は，酸素step-upが肺動脈の場合は右室内サンプルの平均を用い，酸素step-upが右室内の場合は，右房内サンプルの平均を用いる。酸素step-upが右房の場合には上大静脈の酸素飽和度(SVC)と下大静脈の酸素飽和度(IVC)への重み付け平均した[3(SVC)＋1(IVC)/4]として計算する。
- 左－右シャント量＝肺血流量(Qp)－体血流量(Qs)
- 肺体血流比(Qp/Qs)＝(体動脈血酸素飽和度－混合静脈血酸素飽和度)/(肺静脈血酸素飽和度－肺動脈血酸素飽和度)
- 肺体血流比の算出は酸素飽和度測定のみで可能なため，計算は比較的容易である。

心カテのTips / Pitfalls

酸素消費量の測定

- Fick法による心拍出量測定では「1分当たりの酸素消費量」が必要となる。正確に心拍出量を算出するためには，混合静脈血酸素飽和度と動脈血酸素飽和度の測定時の酸素消費量を測定する必要がある。
- Douglasバッグを用いた酸素消費量測定は，カテ中に測定を行うことができるため，最も理想的である。しかしDouglasバッグの供給体制がなく，施行施設は少ないのが現状である。
- ポリグラフが推定する酸素消費量は，正確性の観点からはDouglasバッグ法や代謝率計に劣る。
- これは心拍出量測定そのものの精度が劣るということになる。
- 一方で組織灌流の指標として，動静脈酸素飽和度較差（A-V O_2 difference）や，より簡便な混合静脈血酸素飽和度は実測値であり，Fick法で推定する心拍出量よりも正確性において分がある。
- また心不全患者において強心薬の投与や機械的補助循環の必要性を検討する際には，心拍出量ではなく動静脈酸素飽和度較差や混合静脈血酸素飽和度を用いることが重要である。

熱希釈法による心拍出量の測定

- 熱希釈法での心拍出量測定時には，サーミスタで感知する温度変化のグラフが描画される。
- このグラフでは基線の揺れがなく，温度波形が急峻に立ち上がり，安定して測定できていることを確認することが正確な測定には重要である。
- 留置型のSwan-Ganzカテーテルを用いて熱希釈法を行う際にはポリグラフ上でカテーテルのサイズ変更をする必要がある。
- 普段の設定のまま測定すると異なる値が算出されるので注意が必要である。
- 同様に冷水注入量を変更する場合にも，設定変更する必要がある。
- 中等度～重度三尖弁閉鎖不全症がある場合の熱希釈法による心拍出量測定では，右房または右室に注入された冷水が逆流することにより，肺動脈を通過する時間が遅れる。そのため肺動脈での熱希釈曲線はピークが低くなだらかなカーブを描くため測定誤差が大きくなる。
- 誤差は過大評価することが多いが，過小評価することもある。

Ⅲ 心カテデータ解釈

心機能

cardiac function

坂本隆史（大分県立病院循環器内科）

心カテのポイント

- 前負荷と心拍出量の関係からなる心拍出量曲線をイメージする。
- 心拍出量曲線の構成要素を理解する。
- 収縮能，拡張能の各指標を用いることの利点，欠点を理解する。

心ポンプ機能

- 心臓には，前負荷が増加すると心拍出量（仕事量）が増加する，というStarlingの法則が備わっている。
- 横軸に心房圧（前負荷の指標），縦軸に心拍出量のグラフに表すと，心臓のポンプ機能を「心拍出量曲線」として記述できる（**図1**）。横軸の心房圧を左房圧にすれば「左室の心拍出量曲線」，横軸を右房圧にすれば「右室の心拍出量曲線」となる。
- 左右の心房圧と心拍出量を右心カテーテル検査で測定し，前述の心拍出量曲線を外挿することで，心臓のポンプ機能をイメージする。
- 心拍出量曲線から，心ポンプ機能の正常な心臓では，わずかな前負荷の上昇により，心拍出量が増加するのに対して，心ポンプ機能の低下した心臓では，心房圧が上昇しても心拍出量が増加しにくいことがわかる。
- 心拍出量曲線の傾きにかかわる因子として，収縮性，心拍数，後負荷，拡張能がある。
- 心ポンプ機能が低下している場合には，これらのどの因子が寄与しているかを意識することで，詳細な病態把握につながる。
- なお，心拍出量曲線は心室の圧容積関係と心室血管カップリングを用いて以下の式として近似して記述することができる。

$$CO = \frac{1}{k} \times \frac{E_{es} \times HR}{E_{es} \times R \times HR} \times \{\log(P_{at} - F) + H\}$$

- ここでkは拡張末期圧容積関係から算出される拡張特性，E_{es}は収縮性，HRは心拍数，Rは血管抵抗，P_{at}は心房圧，FとHは定数を表す[1)]。
- この式から心拍出量曲線はlog関数として記述でき，その傾きは拡張特性，収縮性，心拍数，血管抵抗により決まることがわかる。

図1　心拍出量曲線

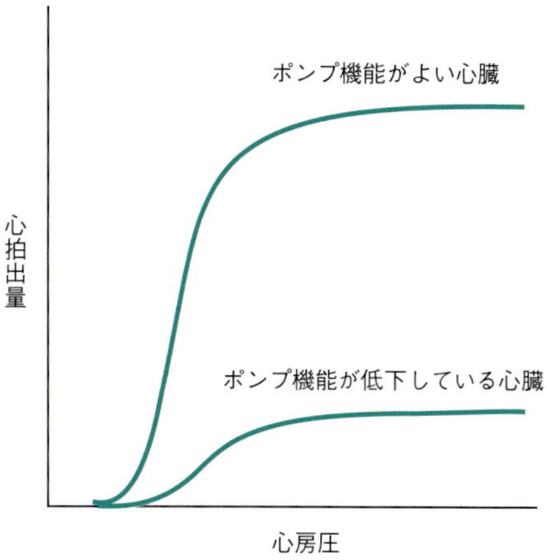

収縮能

- 心臓の収縮能にはさまざまな指標があり，必要に応じて使い分ける。

①収縮末期エラスタンス(E_{es})

- 前負荷や後負荷に依存しない収縮性指標のgold standardであり，心室の圧容積関係から算出する(圧容積関係の項を参照)。
- コンダクタンスカテーテルを用いて左室容積と左室圧を同時測定し，圧容積関係ループを描画する。
- 下大静脈にバルーンを進め，拡張させることで静脈還流量を減少させて複数の圧容積関係ループを描画する。
- 圧容積関係ループの左上の収縮末期点をつないだ線を収縮末期圧容積関係(ESPVR)という。
- ESPVRの傾きが収縮性指標のE_{es}である。

②最大陽性dP/dt

- 心室圧波形を時間微分することで圧の立ち上がり速度を計算し，その最大値を収縮性の指標とする。
- dP/dtは僧帽弁が閉じて大動脈弁が開くまでの等容収縮期に最大となる。
- 最大陽性dP/dtは負荷非依存の収縮性の指標であるE_{es}に比例して変化する。
- しかし左室拡張末期容積や心拍数(正確には左室が収縮をはじめてから時変エラスタンスが最大となるまでの時間：Tmax)にも直接影響を受けるので，心拍数が変化している場合には，最大陽性dP/dtの解釈には注意が必要である。
- 最大陽性dP/dtを左室拡張末期容積で除した値は，前負荷に依存しない収縮性の指標である。

③前負荷動員一回仕事量（PRSW）

- 心室の圧容積関係から得られるループ内の面積は，心臓が一心拍で行った「一回外的仕事量（external work）」という（**図2a**）。
- 横軸に左室拡張末期容積，縦軸に一回仕事量のグラフを書くと直線関係となり，その傾きが「前負荷動員一回仕事量」であり，負荷非依存の収縮性の指標である（**図2b**）。

④駆出率（EF）

- 左室駆出率（LVEF）＝一回拍出量（SV）/左室拡張末期容積（V_{ed}）
  ＝（左室拡張末期容積－左室収縮末期容積）/左室拡張末期容積
- 圧容積関係から収縮性（Ees）と後負荷（Ea）を用いて幾何学的に一回拍出量（stroke volume：SV）を計算すると，以下の式となる（**図3**）。

$$SV = \frac{E_{es}}{E_{es} + E_a}(V_{ed} - V_o)$$

図2　前負荷動員一回仕事量（PRSW）

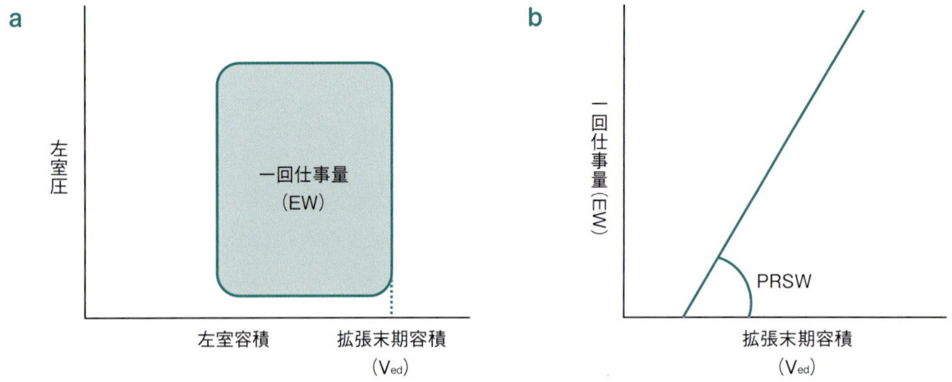

図3　一回拍出量（SV）

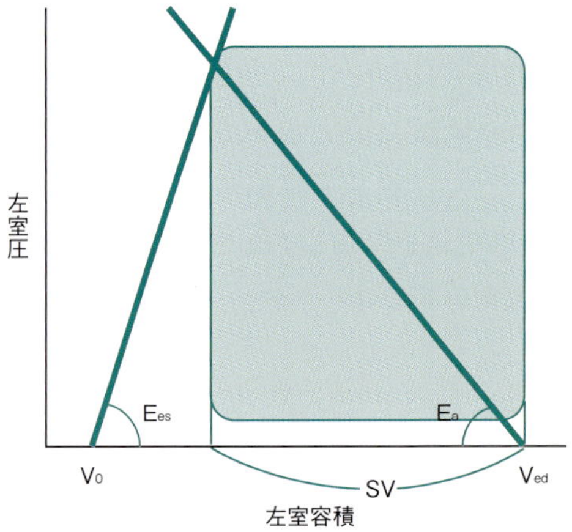

• このSVを前述の左室駆出率（LVEF）の式に代入すると，LVEFは以下の式となる。

$$\mathrm{LVEF} = \frac{E_{es}}{E_{es} + E_a} \quad \frac{(V_{ed} - V_o)}{V_{ed}}$$

• つまりLVEFは収縮性E_{es}だけでなく，後負荷E_aや左室拡張末期容積V_{ed}により変化することがわかる。

拡張能

• 心室の拡張能には大きく分けて，大動脈弁閉鎖から僧帽弁開放までの等容弛緩期に能動的に弛緩する「弛緩能」と，弛緩が十分に終わった拡張末期の心室の圧容積の関係から決まる「拡張期スティフネス（コンプライアンス）および伸展性（distensibility）」の2つからなる。

①弛緩能

• 心室は収縮が終わった後にエネルギーを使用して能動的に弛緩し，心室の圧が下がる。
• 弛緩能がいい心室ほど圧が速やかに下がる。
• 心室圧波形の圧変化を時間微分し，圧の下がり速度の最大値（最大陰性dP/dt）を弛緩能とする。
• 最大陰性dP/dtは動脈圧などの負荷に依存するため，解釈には注意が必要である。
• その他に時定数（タウ：τ）を用いて弛緩能を表すこともある。
• 等容弛緩期の圧波形から，心室圧が1/eとなるまでの時間を時定数とする。
• 時定数が小さければ弛緩能がよく，大きければ大きいほど弛緩能が悪いことになる。
• 最大陰性dP/dtや時定数τは，カテ室の圧測定システムが自動で解析してくれる。
• 弛緩能は心筋虚血や心肥大，収縮不全心でも低下することが知られている。
• 弛緩能が低下した心臓が頻脈になると，十分な弛緩が起きる前に次の収縮が起こる「不完全弛緩（incomplete relaxation）」となり，血行動態が悪化する。

②拡張期スティフネス（コンプライアンス），伸展性

• 拡張末期の心室容積と心室圧の点を前負荷などを変化させることで複数点プロットし外挿することで得られる曲線を「拡張末期圧容積関係（EDPVR）」という（**図4**）。
• その勾配（ΔP/ΔV）とその逆数（ΔV/ΔP）が，それぞれスティフネスとコンプライアンスである。
• 拡張末期圧容積関係が急峻になるとコンプライアンスの低下，緩やかになるとコンプライアンスの増加となる（**図5**）。
• 拡張末期圧容積関係は指数関数で近似できることが知られており，その係数を拡張能として評価する。
• 同じ心室容積のときの心室内圧を伸展性といい，拡張末期圧容積関係が上方や下方に平行移動した場合に用いる。

図4　拡張末期圧容積関係

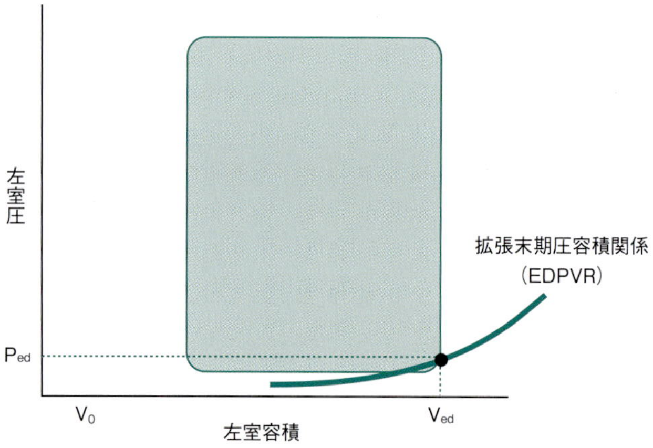

図5　拡張期スティフネス（コンプライアンス）

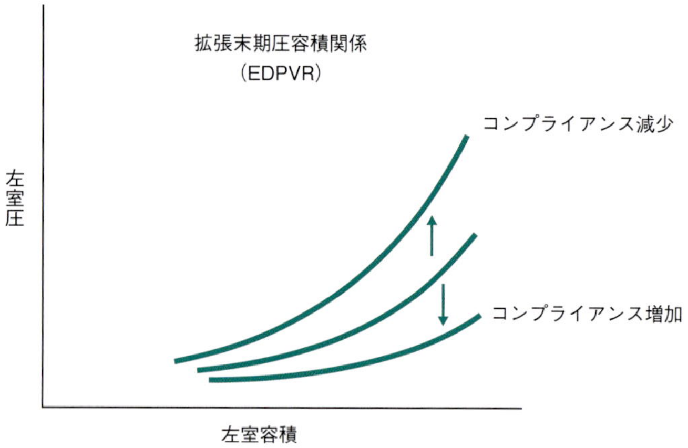

文献

1) Sakamoto T, et al : Changes in vascular properties, not ventricular properties, predominantly contribute to baroreflex regulation of arterial pressure. Am J Physiol Heart Circ Physiol, 308 : H49-58, 2015.

心カテのTips / Pitfalls

右心カテの有用性

- 心機能を評価するmodalityとして低侵襲である心エコーが一般的である。心エコーは心室の壁運動や弁膜症評価などを得意とするが，心房圧の正確な推定が難しいことが最大の欠点である。
- これにより心エコーでは心拍出量曲線をイメージすることが難しい。右心カテを行うと，心房圧と心拍出量の関係から心ポンプ機能が直接的にイメージできる。

心ポンプ機能低下の原因

- 心ポンプ機能が低下していれば，その原因について考える。
- 心ポンプ機能を低下させる原因として，心室の収縮性，心拍数，後負荷，拡張能，心膜がある。
- また弁膜症についても考慮する。
- これらについての評価方法を知っておくことで，心機能を系統的に把握することが可能となり，治療につながる。

左室駆出率を正確に理解する

- 心エコーで簡便に評価できる左室駆出率を収縮能と勘違いしている人をときどき見かける。
- 左室駆出率は収縮性のみではなく，後負荷や前負荷にも依存する。
- 左室収縮能は収縮末期エラスタンスや最大陽性dP/dt，前負荷動員一回仕事量(PRSW)などをチェックする。
- 左室収縮末期エラスタンスの正確な評価には，下大静脈バルーン閉塞による前負荷変化が必要である。そこで簡便に推定する方法として，$V_0=0$として，

  推定Ees＝収縮末期圧/収縮末期容積

  としてイメージすることができる。
- 収縮末期容積は左室造影や心エコーから算出する。収縮末期圧は左室圧波形や大動脈圧波形から評価するが，平均動脈圧で代用可能である。

拡張能の低下から心膜疾患の存在を疑う

- 肥大型心筋症や高血圧性心臓病では心肥大により心臓が硬くなる。
- これにより心機能の観点からは，弛緩能の低下(心室の広がりが遅くなる)，拡張期スティフネスの増大または拡張期コンプライアンスの低下となる。
- 左室拡張末期容積が小さいにもかかわらず，左房圧が上昇している場合には弁膜症がなければ拡張能の低下を意味しており，肥大型心筋症や拘束型心筋症，高血圧性心臓病や沈着病などを考慮し，心筋生検も検討する。

心筋生検

myocardial biopsy

尾上健児（奈良県立医科大学循環器内科学）

心カテのポイント

- 何を疑って心筋生検をするのか？ 病変の主座は左室か右室か？ を考え，どちらの心室からサンプルを採取するか決定する。
- 基本はホルマリン固定パラフィン包埋サンプルを用いた光学顕微鏡観察だが，いざというときの電子顕微鏡用サンプル（グルタールアルデヒド固定），可能であれば，凍結保存用サンプルも採取しておく。
- 急性心筋炎を疑う際は迅速標本作成が望ましい（あらかじめ自施設の病理部門に迅速標本対応ができるか確認が必要）。
- ほかの画像診断モダリティと同様に，組織診にも言葉では表現できない世界がある。病理医による所見用紙任せにせず，自分の目で組織を見る姿勢を大切にしたい。より理解が深まり，臨床所見との関連に気付くこともある。

心カテデータの採取および検討

①サンプル処理方法

- バイオトームでサンプルを数カ所採取したら，大きさに応じ処理を行う。
- バイオトームのカップ内側にへばり付いたサンプルは，生食水でガーゼ上に洗い落とす。
- 大きいサンプルが取れたら，滅菌スピッツメスを用いガーゼ上で分割してもよい。この際，分割の方向に注意する（**図1**）。
- 生検サンプルが乾燥しないうちに速やかに固定または凍結を行う。

②固定

- ホルマリンは10％中性緩衝ホルマリン（pH調整のためリン酸ナトリウムが添加されたもの）を使用する。最近は調整済みの商品が市販されている（**図2**）。
- ホルマリン容器は冷えているものは厳禁。コントラクションバンド（過収縮帯）のアーチファクトが生じてしまう。

- 常温，もしくは37℃に温めるのもよい。その場合，カテーテル室の造影剤保温器にホルマリン容器を入れておくと便利(**図2**)。ただし，保温器にホルマリンを入れるのは，心カテの直前にすること。ホルマリン溶液の成分が変化してしまうおそれがある。サンプル投入後は常温で半日～2日程度保存し，包埋の過程に進む。
- 電顕用の2.5%グルタールアルデヒドは4℃に冷却した状態でサンプルを投入する。4℃に保存し1時間程度で固定される。
- 電顕用ブロック作成を他施設で行う場合，上記固定後に常温でのサンプル送付が推奨される。保冷保存便で送付すると，過冷却によるアーチファクトが生じるおそれがある(**図3**)。
- 凍結保存用サンプルは，後述する迅速標本作成時を除きO.C.Tコンパウンド(凍結組織切片作製用包埋剤)などには包埋せず，生のままスクリューキャップ付マイクロチューブ(キャップの内側にOリングが付いているものを用いることで，保存後のフリーズドライ化が予防できる)に入れ，液体窒素で瞬間凍結させ，－80℃のディープフリーザーで保管することを推奨する。

図1　サンプル分割・包埋方法

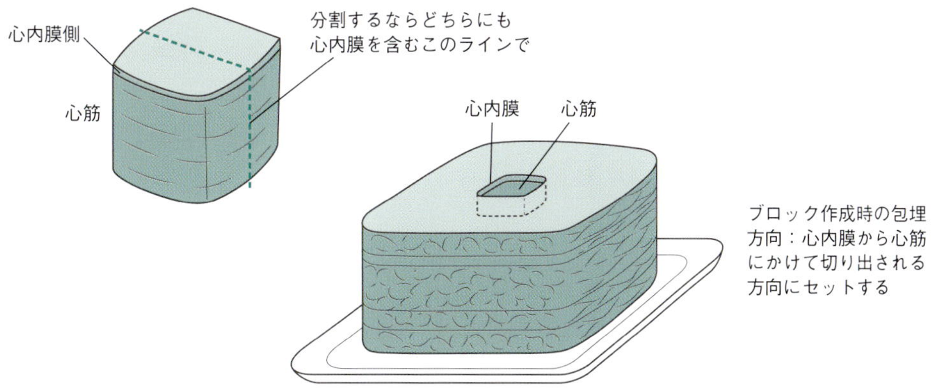

図2　サンプル固定容器

調整済みの市販ホルマリン。後方は凍結保存用の液体窒素容器(**a**)。ホルマリン容器はカテーテル直前に保温器に入れ温めるとよい(**b**)。

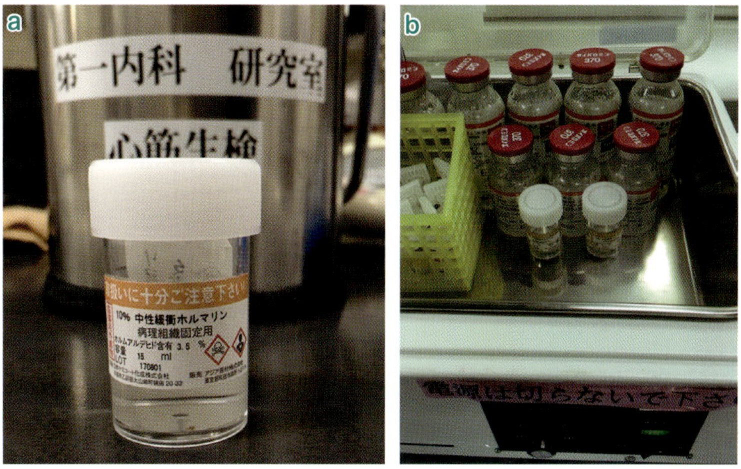

図3 サンプル凍結によるアーチファクト

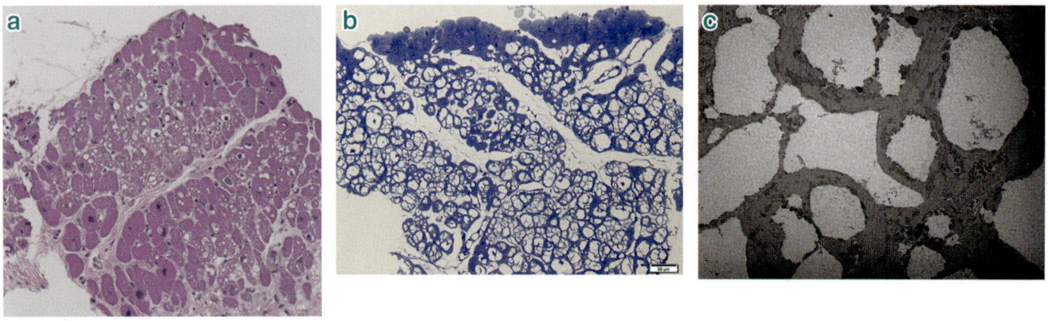

a：HE染色，**b**：トルイジンブルー染色，**c**：電子顕微鏡写真
ホルマリン容器で過冷却されたサンプルでもHE染色で多少の空胞変性は認められたが，グルタールアルデヒド溶液内で過冷却されたサンプルでは，非常に大きな空胞変性が認められた。電顕で空胞内部は無構造であり，過冷却によるアーチファクトと考えられた。

- 凍結サンプルは免疫染色，分子生物学的解析や質量分析[1)]などに用いることができる。
- 凍結サンプルを薄切したいときは，通常の免疫染色の場合はO.C.Tコンパウンドに，質量顕微鏡など特殊な用途の際は2%カルボキシルメチルセルロースにいずれも低温で包埋し，液体窒素や冷却アセトンなどで凍結する。
- この際，凍結したら速やかに冷媒からサンプルを取り出し，－80℃ディープフリーザーで保存する。冷媒中での過冷却はサンプルのひび割れなどを招くおそれがある。
- 当院ではホルマリン容器2個，グルタールアルデヒド容器1個，凍結用マイクロチューブ1個にそれぞれ1切片ずつサンプルを採取し処理している。

③包埋・染色方法

- ホルマリン固定後のサンプルは，脱水・パラフィン浸透の後，包埋を行う。
- 包埋時，標本の向きは心内膜を含むようにするのが望ましい（**図1**）。前述のとおりサンプルを分割した場合は，割面を底面に包埋するとよい。
- 検鏡はヘマトキシリン・エオジン（HE）染色およびMassonトリクローム染色（またはAzan染色）で行うのが基本的である。
- 細胞浸潤が多い組織はCD45（全白血球），CD3（全T細胞），CD4，CD8，CD68（マクロファージ）などに対する免疫染色を行い，浸潤細胞のキャラクターを把握する。
- 好酸球が認められる場合は，MBP（major basic protein）染色，またはECP（eosinophil cationic protein）染色で脱顆粒の有無を確認する。
- 心内膜肥厚や血管壁を確認する際は，弾性線維・膠原線維を染め分けるElastica van Gieson（EV）染色を，グリコーゲン蓄積などを疑う際は糖鎖を染めるPAS（periodic acid schiff）染色を，アミロイド蓄積を疑う際はコンゴーレッド染色を行う。

④検鏡

- 検鏡では，心筋細胞の大きさ・変性(筋原線維の粗鬆化・空胞形成)・配列の乱れ，間質線維化の程度・種類，炎症細胞の有無などを確認する。小動脈の肥厚など動脈硬化所見がわかることもある。なお，ここでは疾患に対する各論は詳述しないため，成書や各種ガイドライン参照のこと[2〜5]。
- 例えば病理部から同じ診断名で報告されても，心筋細胞変性の強いもの・弱いもの(**図4**)，線維化の少ないもの・多いもの(**図5**)，細胞浸潤の有無(**図6**)など多種多様である。これらの異なる組織所見を示す患者群が同じ治療反応性・予後だと思えるだろうか? 実際，心筋細胞変性や組織線維化の程度により予後予測した報告もある[6]。

図4　心筋細胞の変性

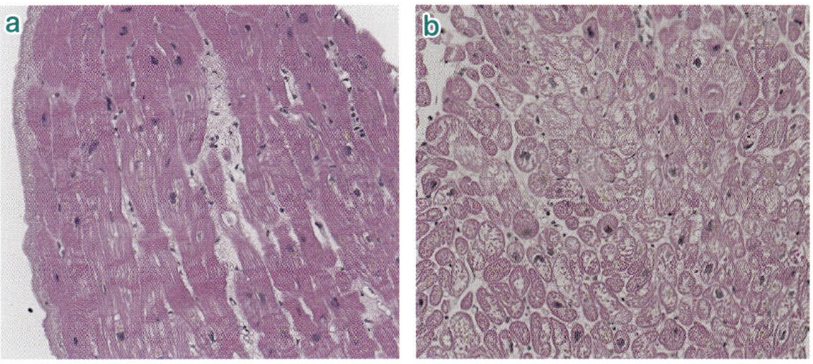

a：80歳代，男性
b：60歳代，男性
ともに拡張型心筋症(DCM)疑いで心筋生検を施行したが(HE染色)，心筋細胞の変性程度が大きく異なるのが一目瞭然である。

図5　間質の線維化

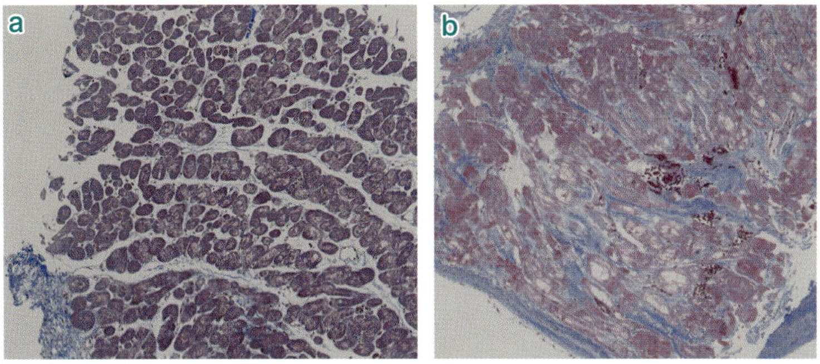

a：30歳代，男性
b：40歳代，男性
ともにDCM疑いで心筋生検施行(Massonトリクロム染色)。間質線維化の程度や質が大きく異なる。

図6　炎症細胞浸潤

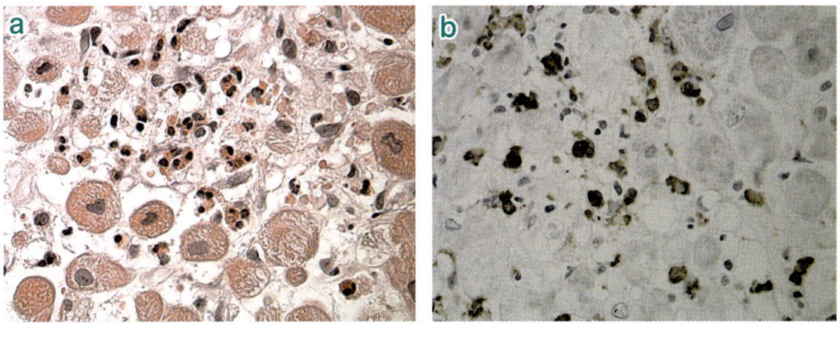

20歳代，女性。
a：HE染色，**b**：MBP染色
間質に赤色の顆粒を多く含む好酸球の浸潤が認められた。好酸球顆粒に対する免疫染色(抗MBP抗体)で陽性像が認められた。組織診によりステロイド治療に踏み切れた。

- 心筋細胞径は核を含む短径で評価する。当科では心筋細胞径の基準値を左室心筋で22μm，右室心筋で17μmと規定し，30〜50個の平均値および分布から，肥大および萎縮を各5段階で評価している。
- 組織の左右心室差は，心筋細胞径の基準値以外に，間質の浮腫みやすさ（一般的に右室心筋組織のほうが左室に比べ浮腫みやすい，つまり間質が緩い），脂肪変性の程度（右室は脂肪織が通常組織でも認められるが，左室では基本的には認められない。左室で脂肪変性をきたしている場合はなんらかの異常と考える）が挙げられる。

⑤電子顕微鏡

- 光学顕微鏡のみでは診断できないFabry病などのライソゾーム病，Pompe病などの糖原病，ミトコンドリア病の診断に必須である。いずれも光学顕微鏡で空胞変性をきたすものであり，鑑別に電顕が威力を発揮する（**図7**）。
- コンゴーレッド染色で染まらないレベルのアミロイドーシスも診断できる場合がある。
- ミトコンドリアやグリコーゲン顆粒，オートファゴソームなど細胞内を詳細に観察でき，光学顕微鏡とは別の情報が得られる。
- サンプル採取時に電顕用を保存せず後悔しないようにしたい。

⑥その他

- 免疫染色だけでなく，心筋炎時のウイルスゲノム同定，病態把握のための分子生物学的解析や物質同定目的の質量分析に至るまで，凍結切片があれば可能である。

図7　空胞変性の鑑別に電子顕微鏡解析が有用だった3例

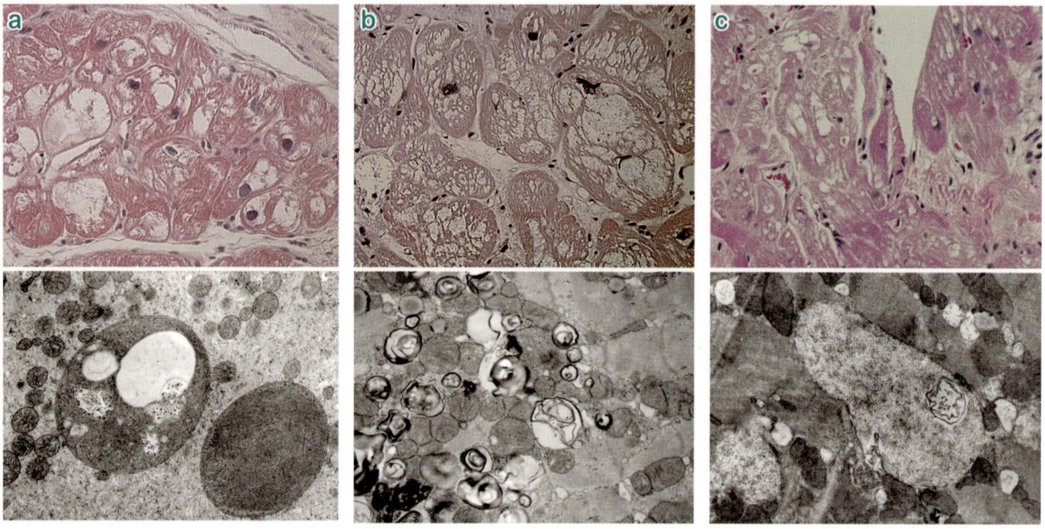

a：50歳代，男性，b：60歳代，男性，c：10歳代，女性
いずれも肥大型心筋症（HCM）疑いで心筋生検を施行し，HE染色（上段）で高度の空胞変性が認められた。電子顕微鏡（下段）による解析で，それぞれミトコンドリア心筋症，Fabry病，糖原病と診断した。

心カテのTips / Pitfalls

凍結迅速標本作成方法（図8）

- 急性心筋炎を疑う際は迅速標本を作成し，炎症細胞浸潤の有無を確認する。
- 浸潤細胞の種類や程度により，治療方針に大きな影響を及ぼす場合がある。
- 採取したサンプルをクリオモールドに入れ，O.C.Tコンパウンドで満たす。
- 専用の超低温冷凍装置（またはドライアイス上）で－75～－80℃に冷却したアセトン（またはヘキサン）にゆっくり浸し，急速凍結する。
- この際，冷却用モールドホルダー（サクラファインテックジャパン社）に入れ，クライオスタットのオブジェクトホルダーでモールドに蓋をして凍結すると，冷却アセトンから取り出した後すぐにクライオスタットにセットし薄切できる。
- 薄切切片をスライドガラスにマウントし，コーティング固定液をスプレーし乾燥させた後，HE染色を行う。
- ただし，迅速標本は細胞変形や空胞形成といったアーチファクトも出現する可能性があり，通常のホルマリン固定検体も準備する必要がある。
- 以上は外科手術時の術中迅速標本作成に準じた方法であり，自施設の病理医・病理部に対応可能かあらかじめ問い合わせておくとよい。当施設の病理部ではサンプル包埋から検鏡まで10分とかからない。従って，忙しい臨床医でも立会い可能で，検鏡で炎症細胞の有無などを確認し，直ちに患者治療に結び付けることができる。
- ホルマリンで3時間以上固定し，O.C.Tコンパウンドに凍結包埋し薄切するという方法もあり，対応可能な施設もある。

図8　凍結迅速標本作成方法

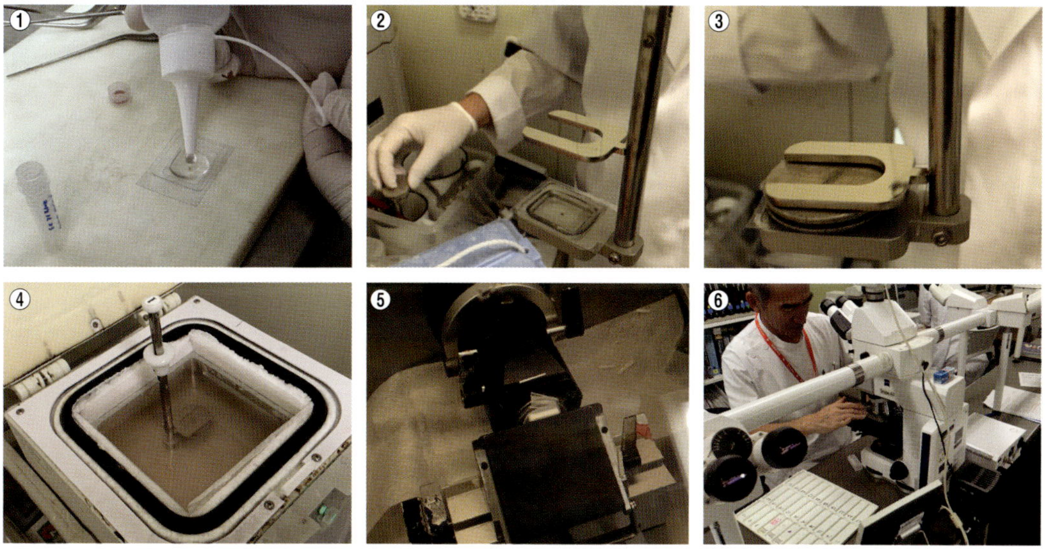

組織の包埋（①）から冷却用モールドホルダーへのセット（②，③），凍結（④），薄切（⑤），固定，HE染色および検鏡（⑥）まで，この日は7分で完了した。

CHECK!

心筋生検　心カテプロトコル

▶カテ前準備

- 容器準備：心筋疾患が疑われる症例の場合，心筋生検を想定し，ホルマリン容器を準備し，カテーテル開始時に保温容器に入れる。冷蔵グルタールアルデヒド容器および液体窒素を準備する。
- 心筋生検部位：病態に応じあらかじめ心筋生検を左室から行うか，右室から行うか決めておく。

▶カテ室準備

- カテーテル：Swan-Ganzカテーテル，pig-tailカテーテル(4Fr)，冠動脈造影用カテーテル
- シース：生検用イントロデューサーシース(6Fr)
- バイオトーム

▶カテーテル検査

①右心カテ，冠動脈造影，左室造影など一通り検査終了後，予定どおり心筋生検を行うか決定。
②シース入替：心筋生検部位に応じ，シースを生検用に入れ替え。
③心筋生検：サンプルサイズに応じ2～5カ所程度から施行。
④造影：心室穿孔の有無を5～10mL程度の造影剤をショット，撮影し確認。問題なければシース抜去し終了。

文献

1）Onoue K, et al：Using imaging mass spectrometry to accurately diagnose Fabry's disease. Circ J, 75：221-223, 2011.
2）Cooper LT, et al：The role of endomyocardial biopsy in the management of cardiovascular disease. A Scientific Statement from the American Heart Association, the American College of Cardiology, and the European Society of Cardiology. Eur Heart J, 28：3076-3093, 2007.
3）日本循環器学会ほか編：循環器病の診断と治療に関するガイドライン：拡張型心筋症ならびに関連する二次性心筋症の診療に関するガイドライン．日本循環器学会ほか，2011.
4）Silver MD, et al：Cardiovascular pathology. Churchill Livingstone, 2001.
5）心筋生検研究会編：診断モダリティとしての心筋病理．南江堂，2017.
6）Ikeda Y, et al：Cardiac fibrosis detected by magnetic resonance imaging on predicting time course diversity of left ventricular reverse remodeling in patients with idiopathic dilated cardiomyopathy. Heart Vessels, 31：1817-1825, 2016.

IV

疾患病態別
心カテプロトコル

IV

疾患病態別心カテプロトコル

拡張型心筋症

dilated cardiomyopathy(DCM)

中村憲史（尼崎中央病院循環器内科）

心カテのポイント

- 拡張型心筋症(DCM)とは除外診断名であり，全身検索を通じて，いかに二次性心筋症を除外しきれるかが重要である。心カテや心筋生検は，あくまでその診断プロセスの1つにすぎない。
- DCMでの心カテも，主軸は冠動脈造影による虚血性心疾患の除外にある。
- CTなどによる冠動脈の画像診断が浸透した現在，心内膜下心筋生検を行うためだけの心カテ適応は十分な議論を要する。

基本病態

- DCMは，心室の拡大，びまん性収縮機能低下を認める病型のうち，冠動脈疾患や収縮障害を起こしうる可能性のある異常な負荷状態，全身疾患や蓄積性疾患など，いわゆる二次性心筋症を除外したうえで「特発性」として診断される(**図1**)。つまり，除外診断名である。
- 収縮機能障害の目安として，左室駆出率 50%未満，または 40%未満などが目安とされるが一定の基準はなく，また，心拡大や右心機能低下の基準も明確でない。
- 原因として，遺伝子異常や，ウイルス持続感染，自己免疫などが想定されてきたが，病態解明は進んでいない。

心カテの適応

- 除外診断のための冠動脈造影，病理診断のための心内膜下心筋生検，血行動態評価のための右心カテ検査に大別される。
- 石灰化などで冠動脈CT angiography(CTA)での評価が困難な場合に，冠動脈造影が行われる。
- 十分な全身検索などのうえで，サルコイドーシスや心筋炎などの心筋疾患を鑑別するため，心内膜下心筋生検が行われる。

• 心不全が非代償化し，身体所見や心エコーなどの非侵襲的検査で血行動態の把握が困難なときに，右心カテ検査が推奨される。

心カテデータの解釈，治療選択の判断基準

• 右心カテ検査の解釈や心筋生検の病理診断については，他項を参照されたい。
• 右心カテ検査の結果から，心不全管理の方向性が定まる場合も少なくない。

図1　拡張型心筋症（DCM）の鑑別

DCMには多くの類似疾患が存在するため，病歴，家族歴，各種画像診断，血液検査などから鑑別を進める。

（文献1より引用）

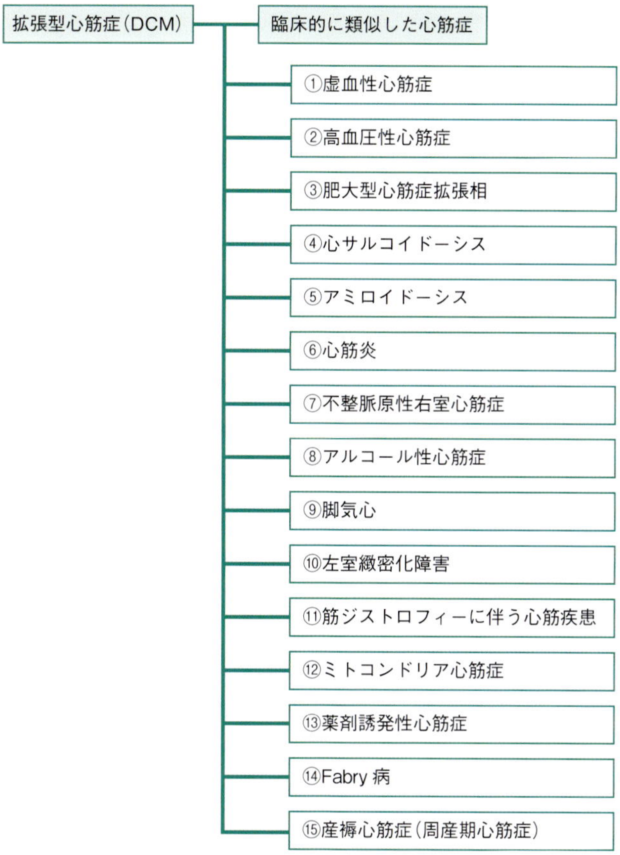

心カテのTips / Pitfalls

DCMの心筋生検は右室から？ 左室から？

- 合併症に関しては，心室穿孔の発症率は，右室で0.4%，左室で0.6%であり[2)]，また，心室穿孔発症時の死亡率は，右室で5.2%，左室で12.9%であった[3)]。
- 一方，診断能は，左室生検では，右室異常例で97.8%，異常がないときで98.1%と差はないが，右室生検においては，右室異常例で96.5%と優れるものの，異常がないときは53%まで低下するとの報告がある[4)]。
- 心内膜下心筋生検は右室から行われることが多いが，機能・形態的な異常が右室に認められず左室に限定される例では，左室生検がより診断能が高いとの見解ともいえる。

文献

1）日本循環器学会ほか編：拡張型心筋症ならびに関連する二次性心筋症の診療に関するガイドライン. JCS, 2011.
2）由谷親夫：臨床医のための心筋生検アトラス. 医学書院, 東京, 1992.
3）Hiramitsu S, et al : National survey of the use of endomyocardial biopsy in Japan. Jpn Circ J, 62 : 909-912, 1998.
4）Chimenti C, et al : Contribution and risks of left ventricular endomyocardial biopsy in patients with cardiomyopathies : a retrospective study over a 28-year period. Circulation, 128 : 1531-1541, 2013.

CHECK!

拡張型心筋症　心カテプロトコル

▶カテ前準備

- 静脈ライン：20Gまたは22Gで左前腕にキープする。
- カテ前輸液：ルーチンのものでよい。
- 穿刺部：
  動脈；橈骨動脈・正肘動脈・大腿動脈のアプローチ可能な部位。
  静脈；心筋生検時は右内頸静脈または右大腿静脈。それ以外は，左内頸・大腿静脈や肘静脈でも可。

▶カテ室準備

- 留置シース：静脈用 7Fr×1本，動脈用 4 or 5Fr×1本，心筋生検用 7 or 5.5Fr×1本
- カテーテル：Swan-Ganzカテーテル（熱希釈法しないときはBermanカテーテルも可），pig-tailカテーテル，冠動脈造影用カテーテル，心筋生検鉗子

▶カテーテル検査

①穿刺：静脈シースおよび必要に応じて動脈シースを留置する。

②右心カテ検査：IVC→SVC（頸からならこの逆）→RA→RV→ PA→PAW→PAでoutput測定*

* 測定値の重要性から，まずPAWから順次引き抜く場合もある。

③（必要に応じて）左心カテ検査：Ao → LV → 左室造影 → LV-Ao圧較差 → Ao

◆左室拡張末期圧高値（＞20mmHg）の際には，硝酸イソソルビド静注で減圧する。

④（必要に応じて）冠動脈造影

⑤（必要に応じて）心筋生検

- 右室生検：大腿静脈では，静脈シースを心筋生検用のシースに変更，頸静脈穿刺の場合には，7Frシースに5.5Frシースを内挿し，シース自体の可動性を確保。シースの先端または，pig-tailカテーテルを用いて，右室造影を行い，右室の形態を確認し，心尖部から中間部の心室中隔より適当な数のサンプルを採取する。
- 左室生検：動脈シースを心筋生検用のシースに変更。シースの先端から左室造影を行い，左前斜位（LAO）と右前斜位（RAO）で乳頭筋，心尖部とシース先端との位置関係を把握し，乳頭筋以遠の後壁方向から心筋を採取する。

◆心筋採取後，透視での心陰影左側の動きや右室造影，心エコーなど，なんらかの方法で心室穿孔や心タンポナーデが起こっていないことを確認する。

IV 疾患病態別心カテプロトコル

肥大型心筋症

hypertrophic cardiomyopathy(HCM)

久保　亨，北岡裕章（高知大学医学部老年病・循環器内科学）

心カテのポイント

- 心肥大の病態や原因が不明確な場合は心カテでの評価が大変重要となる。
- 可能性のある病態について，病歴や身体所見・心エコー所見から心カテ前に予測しておく必要がある。
- 肥大型心筋症（HCM）の多彩な症状は，左室拡張能障害や左室流出路狭窄，不整脈の出現といった病態から生じる。特に，左室流出路狭窄は動的な狭窄であるため，安静時検査だけでは不十分な場合がある。

基本病態

- HCMはほかに心肥大をきたす原因がなく，左室ないしは右室心筋の心肥大をきたす疾患であり，不均一な心肥大を呈するのが特徴である。
- 拡張能障害が血行動態上の特徴である。臨床の現場では，拡張能障害評価は心エコー検査を中心に行われるが，本症の拡張能障害の評価は，組織ドプラ法をはじめとする心エコー検査からは限界があると報告されている。
- HCMの分類は大きく分けると，左室流出路に狭窄が存在する閉塞性肥大型心筋症（HOCM）と左室流出路狭窄のない非閉塞性肥大型心筋症（HNCM）に分類される。肥大部位が特殊なものとして，心室中部閉塞性肥大型心筋症（MVO）や心尖部に肥大が限局する心尖部肥大型心筋症（APH）がある。また，経過中に左室収縮力低下をきたした場合，拡張相肥大型心筋症（D-HCM）とされる。
- 左室流出路圧較差も自覚症状や運動耐容能低下および予後の主要な決定因子の1つである。この左室流出路狭窄は動的狭窄であり，圧較差は種々の要因により大きく変化しやすい。

心カテの適応

①心症状の原因検索

- 薬物療法にもかかわらず症状（息切れや失神）が強い場合：拡張能障害の程度，左室流出路狭窄の有無および程度の確認，特に左室流出路圧較差はダイナミックな変化を生じることがあり，負荷時の圧較差測定も必要な場合がある。

- 冠動脈病変の合併評価：特に，胸痛が強い場合やD-HCM症例では冠動脈狭窄の有無をチェックする必要がある。

②左室流出路狭窄に対する侵襲的治療の適応決定および治療効果判定

- 経皮的心筋中隔焼灼術（PTSMA）の適応決定（冠動脈中隔枝の解剖も確認が必要）
- 外科治療の適応評価
- DDDペースメーカ植込み効果の予測

③心肥大を呈する二次性心筋症のチェック（心筋生検）

- Fabry病やアミロイドーシスなどの二次性心筋症を疑わせる所見（心臓外症状，びまん性の心室壁肥厚など）があれば，心筋生検で組織学的な評価を施行

心カテデータの解釈

①圧データ

1）左室内腔（必要に応じて τ 測定）→左室流出路→大動脈への引き抜き圧曲線（**図1**）

2）左室内腔圧と大動脈圧の同時圧波形，大動脈圧のspike-and-dome波形（**図2**）

図1　左室内腔→左室流出路→大動脈への引き抜き圧曲線

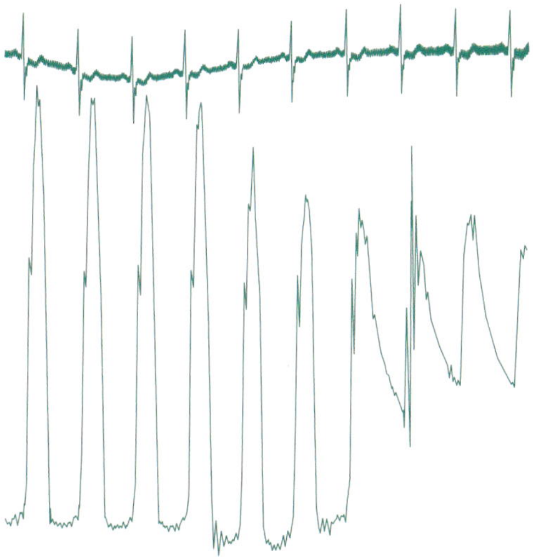

図2　左室内腔圧と大動脈圧の同時圧波形，大動脈圧のspike-and-dome波形

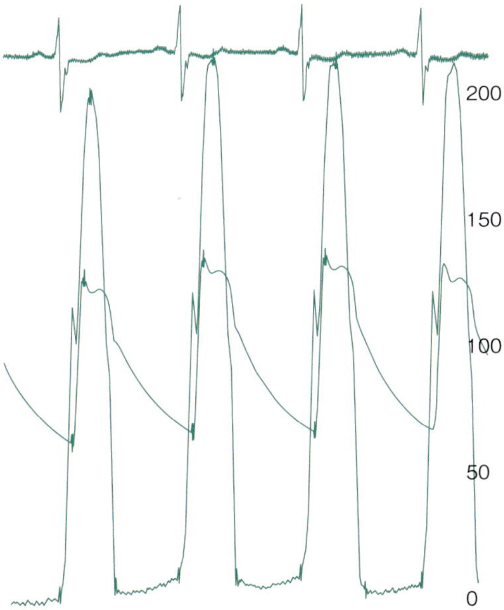

大動脈圧波形は，急速に立ち上がり駆出早期にスパイクを形成後に下降し，再度ドーム状に上昇してからdicrotic notchに至る。

3) Brockenbrough's sign(**図3**)

4) ドブタミン負荷による圧較差の誘発(同時圧波形)(**図4**)

5) ペーシングによる圧較差の軽減確認(**図5**)

②左室造影

1) 左室流出路に対する心室中隔肥厚の程度と僧帽弁閉鎖不全症の程度評価

2) 左室中部閉塞の評価

3) 心尖部肥大の評価(スペード型左室造影像)

4) 心尖部瘤の評価

③冠動脈造影

1) 冠動脈病変の評価

2) PTSMAの治療戦略決定

④心筋生検

- 心筋錯綜配列や線維化の有無および程度,二次性心筋症の組織評価

図3　Brockenbrough's sign

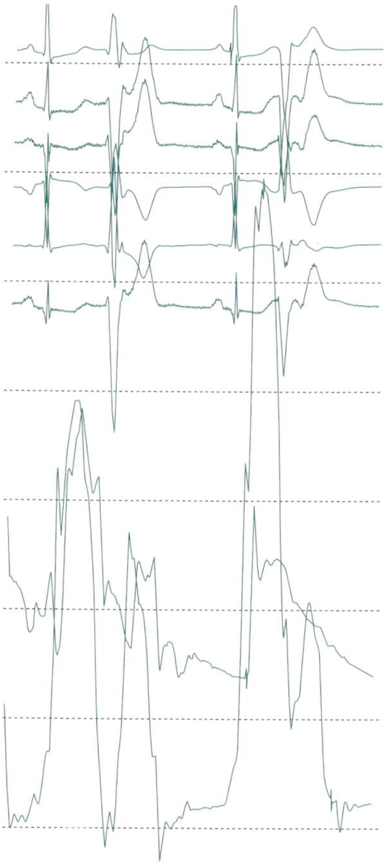

洞調律時には圧較差は見られないが,PVC後に左室内圧は上昇し,一方で大動脈収縮期圧は低下している。

図4　ドブタミン負荷による圧較差の誘発(同時圧波形)

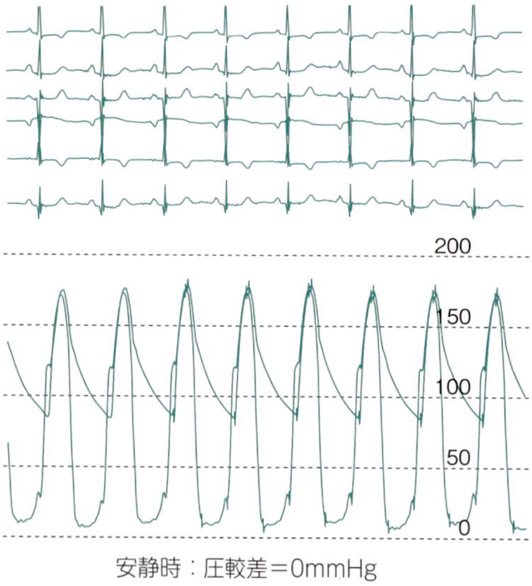

安静時:圧較差=0mmHg

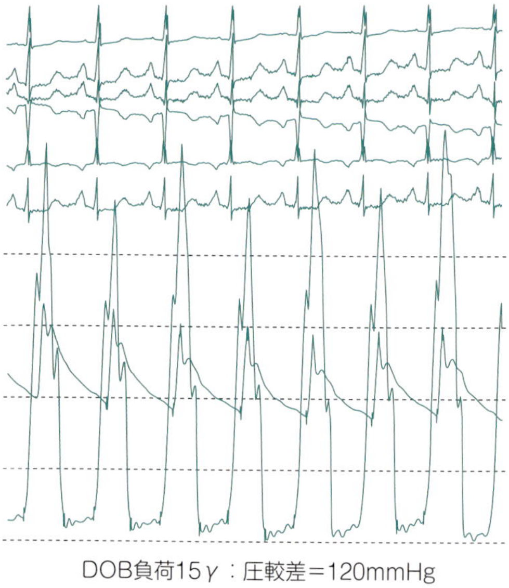

DOB負荷15γ:圧較差=120mmHg

図5　ペーシングによる圧較差の軽減確認

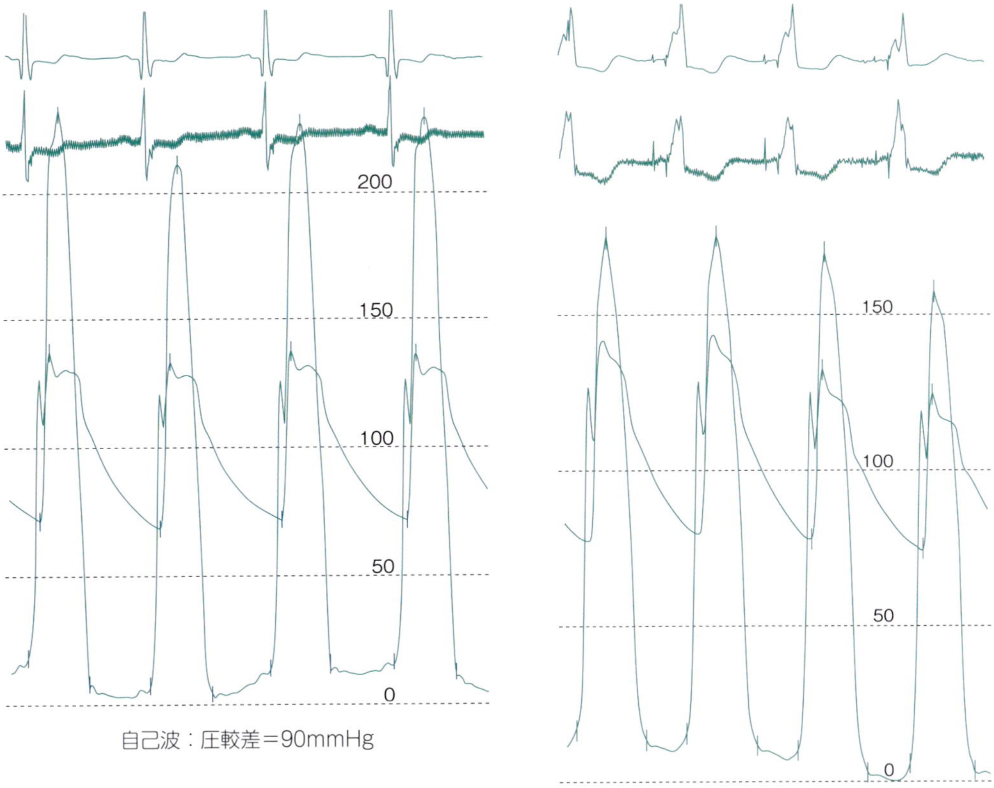

自己波：圧較差＝90mmHg

DDD(AV delay 100ms)：圧較差＝30mmHg

治療選択の判断

- 左室流出路圧較差が30mmHg以上の場合を，閉塞性と考える。
- 心症状の主原因が左室流出路狭窄によるものであれば，まずは薬物治療を見直す必要がある。すなわち，不要な利尿薬が投与されていないかどうか。ACE阻害薬やARBといった左室流出路狭窄を増強させる薬剤が使用されていないかどうかを確認する。そのうえでβ遮断薬や非ジヒドロピリジン系カルシウム拮抗薬，Ⅰa群抗不整脈薬(ジソピラミドやシベンゾリン)といった薬物治療を試みる。
- シベンゾリンなどの薬効は，慢性投与で評価することが多く，少量から投与し効果(心エコー図)と副作用(QT時間など)をみながら，必要に応じて増量を検討する。心カテ中の圧較差を用いた急性効果判定は必須ではない。
- 薬物療法のみでは左室流出路狭窄による症状コントロールが困難な場合，PTSMA，外科手術(心筋切除術，僧帽弁形成術など)，DDDペースメーカ植込みといった侵襲的治療について検討する。冠動脈の解剖，僧帽弁から乳頭筋に至る一連の構造を評価のうえで決定する。
- 左室流出路圧較差はダイナミックに変動するため，説明できない症状を有する場合は負荷検査を行う必要がある。一般的にはValsalva手技や運動負荷時の心エコー検査での評価を行うが，心カテの場合はValsalva手技に加えてドブタミン負荷による圧較差評価も検討する（ドブタミン負荷は30mmHg以下の圧較差で症状の説明がつかないようであれば実施）。

- DDDペースメーカ植込みを検討する場合は，一時的右室ペーシングで急性期効果を評価する。

心カテのTips / Pitfalls

心カテ前の病態予測

- HCMの症状は多岐にわたる。特に，息切れについては拡張能障害が主であるのか，左室流出路狭窄が主であるのかを判定する必要がある。
- 左室流出路狭窄は動的狭窄のために安静では有意な圧較差が認められない場合も少なくない。心カテ時に安静時の圧較差評価のみではなく負荷検査まで行うかどうかを検討しておく。

心カテ中の注意点

- HOCMやMVOの場合，左室心尖部へのカテ先留置が困難な場合がある。そのような場合，基本的には左室造影検査を行い心内の構造を確認のうえで心尖部にカテーテル先を移動する。
- 左室内狭窄のある例では，左室内圧測定にはmulti-purposeカテーテルを使用する。

CHECK!

肥大型心筋症　心カテプロトコル

▶カテ前準備

- 静脈ライン：急速補液に備え，右上腕に大きいゲージの留置針を使用する。
- カテ前輸液：ルーチンのものでよい。
- 穿刺部：動脈；左橈骨動脈，右大腿動脈（同時圧測定時），静脈；右大腿静脈

▶カテ室準備

- 圧ライン2組
- 留置用シース：右大腿静脈；7Fr×1本，左橈骨動脈，右大腿動脈（同時圧測定時）それぞれに4Fr×1本
- カテーテル：Swan-Ganzカテーテル，pig-tailカテーテル（4Fr）（左室内狭窄症例ではmulti-purposeカテーテル），冠動脈造影用カテーテル，心筋生検鉗子

▶カテーテル検査

①穿刺：右大腿に静脈シース1本，左橈骨と右大腿（同時圧測定時）の動脈それぞれにシース（4Fr）を1本ずつ留置する。

②右心カテ検査：IVC→SVC→RA→RV→PA→PAW→PAでoutput測定*

*測定値の重要性から，まずPAWから順次引き抜く場合もある。

③左心カテ検査：pig-tailカテーテルでLV圧の単独記録（必要に応じてτ測定）。LV→Aoへの引き抜き圧測定。
<左室内狭窄のある場合は，以下の手順も検討。特に，負荷やペーシングを行う場合>
・左室造影を先に行い，左室内形態を確認する。
・multi-purposeカテーテルで，心尖部付近までカテ先を挿入する。
・pig-tailカテーテルを大動脈弁直上に留置し，LVとAoの同時圧を記録する。
（ドブタミン負荷で左室流出路狭窄の出現を促す場合）
・LV内にmulti-purposeカテーテルを，Ao側にpig-tailカテーテルをそれぞれ留置しておき，ドブタミンを5γから投与を開始し最大30γまで（5γごと増量）の同時圧を記録する。

④左室造影：pig-tailカテーテルを用い，RAO 30°，LAO 60°の2方向で撮影する。

⑤（必要に応じて）冠動脈造影，心筋生検

⑥右室ペーシングによる左室流出路狭窄改善の急性期効果評価：LV内にmulti-purposeカテーテルを，Ao側にpig-tailカテーテルをそれぞれ留置しておき，同時圧測定にて圧較差を確認する。右室ペーシングにて，圧較差の低下の有無を評価する。心拍レート60～80/分，AV delay 60～200msecの間で変化させながら行う。

収縮性心膜炎

constrictive pericarditis(CP)

猪又孝元（北里大学北里研究所病院循環器内科）

心カテのポイント

- 左右両心の同時圧波形記録が，確定診断に必須である。
- 本症の臨床診断はときに困難で，カテ前に本症を疑って心カテメニューを組んでいないことも少なくない。むしろ特徴的な右房(RA)および右室(RV)圧波形より，初めて本症の存在に気付くことが少なくない。その際に，両心内圧の同時圧記録を追加できるかが確定診断に至れるかの分かれ道である。
- 最も重要な所見は，「深いy谷」である。
- カテ前に十分にうっ血解除が図れてしまうと，特徴的な心内圧波形が判別しにくくなる。臥位になれる程度でうっ血解除は留め，心カテ時期を設定する。

基本病態

- 心膜の線維性肥厚と癒着のために，心臓の拡張期充満が障害された病態である。
- 右心不全が主体で，進展すると心拍出量低下が併発する。きわめて緩徐な経過で，原因不明の右心不全として経過観察されている例も少なくない。

心カテの適応

①収縮性心膜炎を疑わせる臨床所見

- 高度うっ血に見合わない息切れの乏しさ
- 心臓手術後の持続するうっ血経過
- 高度うっ血に見合わない脳性ナトリウム利尿ペプチド(BNP)低値
- 特徴的な身体所見：高度な頸静脈怒張と深いy谷，心膜ノック音
- 胸部X線(特に側面像)やCTでの心膜の肥厚・石灰化像
- 特徴的な心エコー図所見：心房に比し心室が狭小化，心室中隔の奇異性運動(early-diastolic dip)

②HFpEFの原因検索

- うっ血コントロールに難渋するHFpEF例が存在し，一方で，いまだに予後改善薬が見出せていないため，うっ血を残したままの管理に安住してしまうことがある。
- EF低下の乏しい心不全例のなかに，診断に至っていない特異的心疾患が紛れていることがある。その代表的疾患が，収縮性心膜炎である。

心カテデータの解釈[1]

①心室圧のdip & plateau*（**図1**）　②心房圧のW or M字パターン：x谷, y谷の急峻化**

③両心室拡張末期圧の同等化：LVEDP-RVEDP＜4mmHg

④RVEDP＞RVSP×1/3：多くは20 mmHg前後まで上昇している

⑤RVSP≦50mmHg

⑥1回拍出量の低下：頻脈により心拍出量は保持されることが多い***

* 頻脈時は，plateau相が判別しにくい。従って，plateauの有無にこだわりすぎず，dipの存在（深いy谷），拡張末期圧（EDP）上昇，両心室拡張末期圧の同等化に診断の重きを置く。

** 収縮性心膜炎に併発しやすい心房細動時にはa波が消失するため，W or M字パターンと判別できない。その際には，深いy谷の存在を重要視し，収縮性心膜炎の診断に導くとよい（**図2**）。

*** 本症ではうっ血データに目が奪われがちであるが，重症度や緊急性を左右するのは低心拍出である。

図1　両心室圧のdip & plateauと同等化

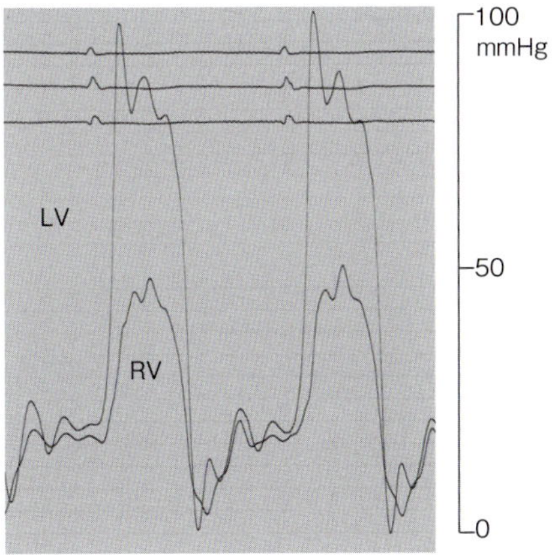

図2　心房細動時の心房圧

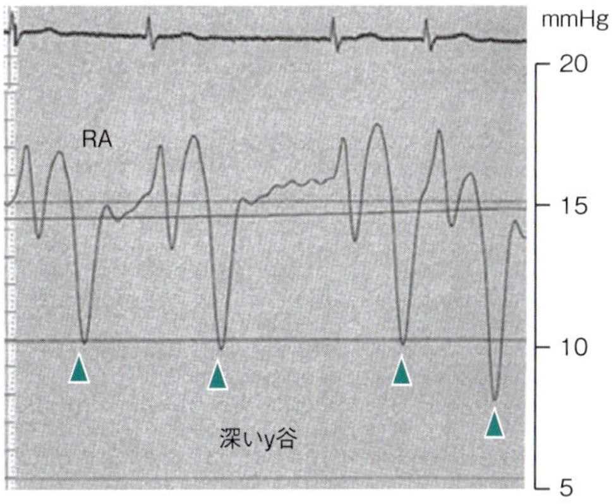

心カテによる拘束型心筋症（restrictive cardiomyopathy）との鑑別

臨床所見や心カテ所見が収縮性心膜炎と類似するが，心カテにおいては以下の鑑別点を参考にする。拘束型心筋症の代表的な一病型が心アミロイドーシスである。

- dip & plateauもしくは深いy谷を示さないことがある。
- LVEDP＞25mmHgが多く，LVEDP-RVEDP＞4mmHgと同等化を呈さない。
- RVSP＞60mmHgの高度な肺高血圧をきたすことがある。
- 吸気/呼気での左室/右室の収縮期圧差の変動が乏しい（収縮性心膜炎では吸気時に狭まる）[2]。

治療選択の判断

- 診断がつき次第，速やかな心膜剥離術を念頭に置く。
- 心膜切除術は，CPの完治術でなく軽快術である。術後も引き続き体液コントロールが必要であり，心膜剥離術後に再度コントロールデータとして心内圧データを記録しておく。

心カテのTips / Pitfalls

心カテ前のvolume control

- 特徴的な心内圧波形を描出するためには，適度なうっ血を残しておくことが重要である。
- 心不全例の心カテ時期は，退院直前など十分なうっ血解除が図れた時期に行うのが原則である。しかし，本症では臥位になれるうっ血解除で留め，治療初期に心カテを組む。
- うっ血解除がなされてしまった場合，特に典型的なカテ所見が得られない場合，生理食塩水500～1,000mLを全開でフラッシュ静注したうえで心内圧測定を再検する。ただし，未診断時のvolume負荷は一定のリスクを伴うはずで，できれば甘いうっ血解除の時期に行うことが望ましい。

三尖弁逆流（TR）と収縮性心膜炎とのdip & plateauの違い

- 右室に容量負荷がかかる場合，相対的にconstrictionの病態を形成される。その代表がTRであり，収縮性心膜炎と誤診されることがある。
- 最大吸気位で，TRでは両室拡張期圧に差が生じ，dip & plateauでのルートサイン形がより顕著になる特徴がある（**図3**）[3]。
- 一般的に心内圧は，呼気時に息止めをして記録するが，収縮性心膜炎が疑診段階での右室（RV）/左室（LV）同時圧測定では，呼吸停止時に加え，深呼吸での記録も残す。

図3　三尖弁逆流（TR）

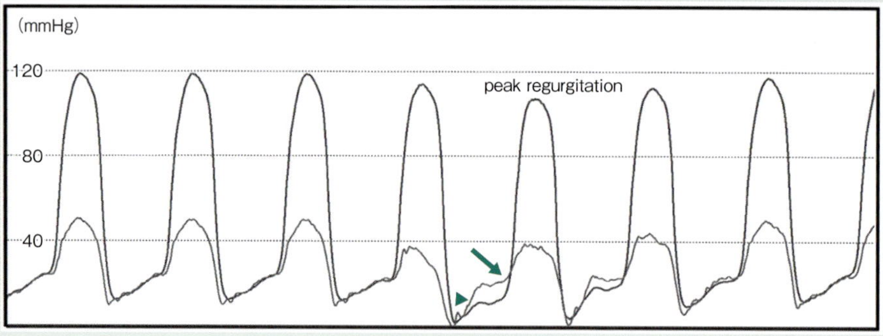

（文献3より引用）

左室拡張末期圧（LVEDP）が記録できない場合

- 開心術後は収縮性心膜炎の予備軍と考えるべきだが，大動脈弁置換術後ではLVEDPが直接に測定できず，両心室拡張末期圧の同等化が検討できない。
- その際には，静脈系に2本のカテを挿入し，左心サイドの代表内圧として肺動脈楔入圧（PAWP）を用い，右室肺動脈楔入圧（PAWP-RV）および右房肺動脈楔入圧（PAWP-RA）の同時圧を記録し，拡張期圧の同等化を証明する。

CHECK!

収縮性心膜炎　心カテプロトコル

▶カテ前準備

- 静脈ライン：カテ中の急速生理食塩水負荷に備え，左上腕に18G留置針を使用する。
- カテ前輸液：うっ血が十分に解除された場合，ルーチン時より輸液増量を考慮する。
- 穿刺部：静脈；右頸部，動脈；右肘部

▶カテ室準備

- 圧ライン2組
- 留置用シース：内頸静脈；7Fr x 1本，上腕動脈；4Fr x 1本
- カテーテル：Swan-Ganzカテーテル，pig-tailカテーテル(4Fr)，必要に応じて冠動脈造影用カテーテル

▶カテーテル検査

①穿刺：内頸静脈に7Fr×1本，上腕動脈に4Fr×1本のシースを留置する。

②右心カテ検査(第2圧連結)：IVC→SVC(頸からならこの逆)→RA→RV→PAW→PAでoutput測定。測定終了後引き抜きながら，RVで留置する。

③左心カテ検査(第1圧連結)：LV圧の単独記録後，第2圧を表示して以下の同時圧を記録する。calibrationの際に左右心圧で同等であることを確認し，拡張期圧の記録に焦点を当てる。

③-1：LV-RV

③-2：LV-RA

◆同時圧記録は，まず呼気位で止めて記録する。右室容量負荷疾患(TRやASDなど)でdip & plateau波形が得られた場合，あるいは鑑別が困難な場合は，次に吸気と呼気をゆっくり繰り返し，同時圧を連続記録する。

④左室造影

◆典型的な圧波形が得られないときには，左室造影後，あるいは必要に応じて生理食塩水500mLを急速静注し，その後に圧を再記録する。

⑤(必要に応じて)冠動脈造影

文献

1) Kushwaha SS, et al : Restrictive cardiomyopathy. N Engl J Med, 36 : 267-276, 1997.
2) Talreja DR, et al : Constrictive pericarditis in the modern era: novel criteria for diagnosis in the cardiac catheterization laboratory. J Am Coll Cardiol, 51 : 315-319, 2008.
3) Jaber WA, et al : Differentiation of tricuspid regurgitation from constrictive pericarditis : novel criteria for diagnosis in the cardiac catheterisation laboratory. Heart, 95 : 1449-1454, 2009.

IV 疾患病態別心カテプロトコル

僧帽弁狭窄症

mitral stenosis(MS)

佐藤如雄，出雲昌樹（聖マリアンナ医科大学循環器内科）

心カテのポイント

- 僧帽弁狭窄症（MS）の重症度評価は多くの場合，心エコー図で確定診断となるが，重症度と臨床所見が合わない場合や，連合弁膜症により評価が難しい場合には，圧較差やGorlinの式による弁口面積の計測が診断の一助となる。
- 経皮経静脈的僧帽弁交連切開術（PTMC）前後のカテーテルでの圧較差測定は，治療効果判定に有効である。
- 比較的低圧を扱うため，圧較差を測定する際には種々のアーチファクトが存在することを認識し，その回避に努める。

基本病態

- 弁狭窄に伴う左房から左室への流入障害をきたす疾患。
- 左室・左房間に圧較差を生じ，慢性的な左房圧の上昇から肺高血圧をきたす。また左室充満を障害するため低心拍出となる。

心カテの適応

①重症度判定

- 重症度判定のみならず，解剖学的評価のgold standardは，心エコー図であることに異論はないが，描出不良例（特に肺高血圧症の有無）や重症度と臨床症状とに乖離を認め，重症度判定に悩む症例に対しては，右心カテによる圧較差や弁口面積，肺動脈収縮期圧の測定が一助となる（大動脈弁疾患合併では左室充満圧が上昇し，狭窄度に比して左房－左室間の圧較差を過小評価する可能性がある）。

②術前冠動脈病変評価

- リウマチ性MSの減少，高齢化に伴い動脈硬化性MSの割合が増えているため，冠動脈疾患合併の評価は重要である。

心カテデータの解釈(図1)

- 全拡張期にわたる左房－左室間の圧較差
- a波増高：心房収縮開始時の大きい左房容積を反映
- v波増高：高い左房圧が心房充満によりさらに高圧となる。線維化による左房コンプライアンス低下も関与
- y谷の遅れ：僧帽弁開放後，左室へ血液が流れ左房圧が低下する際に認められるが，その左室への血液流出の遅れを反映
- Gorlinの式を用いた弁口面積の算出[1,2]：僧帽弁口面積＝心拍出量/拡張期充満時間×心拍数×37.9×$\sqrt{}$圧較差

 ［簡易式］弁口面積＝心拍出量/$\sqrt{}$圧較差

治療選択の判断

- 心エコー図にて高度(弁口面積≦1.5cm^2)で，有症候，新規の心房細動発症，左房内血栓や塞栓症発症した場合に治療適応となる。
- PTMCは，臨床背景や弁形態といった適応を間違えなければ手術と同等の成績が得られ，かつ低侵襲に施行できることから，治療選択肢として優先度は高い。種々の理由でPTMCには向かないと判断された場合は手術が行われる。弁形態，年齢などを考慮し直視下交連切開術(OMC)もしくは僧帽弁置換術(MVR)が行われる。

図1　左房－左室同時圧

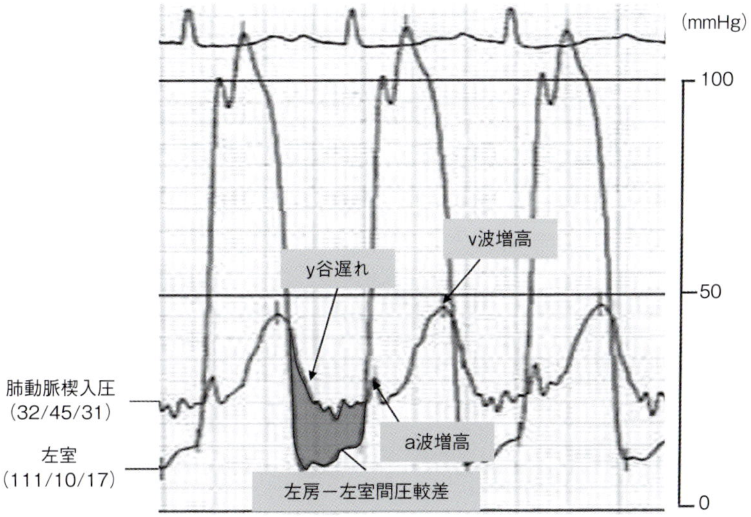

①PTMCの適応

- 習熟した術者であればPTMCの手技成功率は9割を超え，OMCと同等の成績が得られる。
- PTMC成功の秘訣は適切な患者選択にある。絶対禁忌は左房内血栓と高度僧帽弁閉鎖不全症（MR）合併症例である。弁形態としてはWilkins score ＜8点がPTMCのよい適応[3]であり，またCormier scoreのGroup 3はPTMCには不向き[4]であると報告されており臨床応用されている。
- 典型例では交連部の癒合をきたすリウマチ性がよい適応であるが，現在わが国で出会うことは少なく，むしろ石灰化を主体とする動脈硬化性変化が混在している症例が多い。このような症例は前述のスコアは高くなるが，それでもPTMCの恩恵を受けられる症例は多々存在するため，症例ごとに適応の見きわめが必要である。
- 自施設のハートチームの成績を理解し，明確なエンドポイントを定めて手技に臨むことが重要である。
- PTMCは低侵襲であるため，症状と重症度が合わないような症例において診断的治療としても有効である。

心カテのTips / Pitfalls

圧波形

- 肺動脈楔入圧は実際の左房圧より少し低い（平均肺動脈楔入圧＞25mmHgの場合は1 ～3mmHg程度低い）[5]。
- 肺高血圧が存在する場合，正確な楔入圧を得ることは容易ではなく，肺動脈圧成分を含んだ"偽の肺動脈楔入圧"を左房圧として代用すると左室－左房間圧較差を過大評価する（真の肺動脈楔入を確認する方法はO_2 samplingにてSpO_2＞95%以上を証明する必要がある）。
- 正確さが求められる際は，経中隔的カテーテル法による直接左房圧測定を行うが臨床的に迫られる機会は少ない。
- 高度の僧帽弁輪石灰化は圧較差を生じることがある[6]。
- 圧測定の際はトランスデューサーの高さ，ゼロ点合わせに細心の注意を払う（比較的低い圧を扱うため数mmHgの誤差により重症度が変わる）。

Gorlinの式

- Gorlinの簡易式は心拍数，拡張期充満時間，経験定数を無視しており，特に頻脈（HR＞100）で有意な誤差を生じるため注意する[7]。
- 心エコー図によるドプラ法で求めた弁口面積とGorlinの式から算出した弁口面積はある程度良好に相関するが（R＝0.64），一方でばらつきも多々存在することが知られている[8]。
- 心エコー図で症状と重症度が合わない場合は，侵襲的方法を検討する。

CHECK!

僧帽弁狭窄症　心カテプロトコル

▶カテ前準備

- 静脈ライン：20Gまたは22Gで左前腕にキープする。
- カテ前輸液：ルーチンのものでよい。
- 穿刺部：動脈－右橈骨動脈，静脈－右内頸静脈もしくは右大腿静脈。

▶カテ室準備

- 圧ライン2組
- 留置用シース：右内頸静脈；7Fr×1本，右橈骨動脈；5Fr×1本
- カテーテル：Swan-Ganzカテーテル，pig-tailカテーテル(5Fr)，必要に応じて冠動脈造影用カテーテル

▶カテーテル検査

①穿刺：右内頸に静脈シース1本，右橈骨に動脈シース1本を留置

②右心カテ検査(第2圧連結)：IVC→SVC→RA→RV→PA→PAW→PAでoutput測定。測定終了後，PA位で留置する。

③左心カテ検査(第1圧連結)：LV圧の単独記録後，第2圧を表示して同時ゼロ点校正を行う。その後PAW-LVの同時圧測定を記録する。

③左室造影：左心機能と合併僧帽弁逆流を評価する。その後に再度左室圧を測定する。

◆造影後に左室拡張末期圧が著明に上昇する症例が存在するため，必ず左室造影前後で左室圧測定を行う。

④(必要に応じて)冠動脈造影

文献

1) Cohen MV, et al：Modified orifice equation for the calculation of mitral valve area. Am Heart J, 84：839-840, 1972.
2) Hakki AH, et al：A simplified valve formula for the calculation of stenotic cardiac valve areas. Circulation, 63：1050-1055, 1981.
3) Wilkins GT, et al：Percutaneous balloon dilatation of the mitral valve：an analysis of echocardiographic variables related to outcome and the mechanism of dilatation. Br Heart J, 60：299-308, 1988.
4) Lung B, et al：Immediate results of percutaneous mitral commissurotomy. A predictive model on a series of 1514 patients. Circulation, 94：2124-2130, 1996.
5) Walston A 2nd, et al：Comparison of pulmonary wedge and left atrial pressure in man. Am Heart J, 86：159-164, 1973.
6) Hammer WJ, et al：“Mitral stenosis” secondary to combined “massive” mitral anular calcific deposits and small, hypertrophied left ventricles. Hemodynamic documentation in four patients. Am J Med, 64：371-376, 1978.
7) Brogan WC 3rd, et al：Simplified formula for the calculation of mitral valve area：potential inaccuracies in patients with tachycardia. Cathet Cardiovasc Diagn, 23：81-83, 1991.
8) Klarich KW, et al：Variability between methods of calculating mitral valve area：simultaneous Doppler echocardiographic and cardiac catheterization studies conducted before and after percutaneous mitral valvuloplasty. J Am Soc Echocardiogr, 9：684-690, 1996.

IV

疾患病態別心カテプロトコル

僧帽弁閉鎖不全症

mitral regurgitation(MR)

佐藤如雄，出雲昌樹（聖マリアンナ医科大学循環器内科）

心カテのポイント

- 僧帽弁閉鎖不全症（MR）の重症度評価は多くの場合，心エコー図で確定診断となるが，肺動脈楔入圧（PAWP）波形におけるv波の程度，左室造影での視覚的な逆流の程度が一助となる。
- v波増高の感度および陽性適中率は低いことを認識しておく。
- MRの原因診断は心カテではできず心エコー図による評価が重要である。
- 重症心不全症例では血行動態把握のために右心カテ留置を考慮する。

基本病態

- 左心系房室弁不全により収縮期に左室から左房へ逆流をきたす疾患。
- 左房圧上昇から肺うっ血をきたし，前方拍出の低下に伴い低心拍出をきたす。
- MRは左室，乳頭筋，腱索，弁尖，弁輪，左房から構成される「僧帽弁複合体」のいずれかが障害されて発症し，その原因・病態を把握することがその後の治療選択に大きくかかわる。
- 原因別に一次性（primary），二次性（secondary），経過別に急性，慢性に大別される。
- 一次性（primary）MR：逸脱，腱索断裂，リウマチ性などに代表される弁尖・腱索の異常に起因する。
- 二次性（secondary）MR：弁尖，腱索に異常はなく，その他，僧帽弁複合体を構成する要素の異常に起因する。虚血性心筋症や拡張型心筋症に伴う左室拡大により乳頭筋の外方牽引（テザリング）されているものが代表例。
- 一次性と二次性との混在した病態も存在する。

心カテの適応

①MRを主因とする重症心不全の血行動態把握

- 肺うっ血および低心拍出に対して，同時に治療介入しなければならないため，経過中の身体所見，血液データ，ベッドサイドエコーなどでのうっ血・低心拍出徴候に加え，右心カテでの持続的血行動態モニタリングが治療選択に大きく役立つ。
- 特に低心拍出徴候をきたしやすい左室機能低下症例に対しては，心不全加療に難渋することも多く，血行動態把握は有用である。

②重症度判定

- 心エコー図による定量評価が重症度判定のgold standardであることに異論はないが，心エコー図で重症度判定に悩む症例に対しては，右心カテによるv波増高や左室造影の所見が一助となる。

③術前冠動脈病変評価

- 近年の超高齢化に伴い，冠動脈疾患合併例も少なからず存在する。
- 術前に冠動脈造影を行い冠動脈疾患の有無を評価することは重要である。
- 二次性MRでは，左室機能低下の原因診断としての冠動脈造影による評価は重要である。また一次性MRにおいても，超高齢化に伴い冠動脈疾患合併例は少なからず存在しており，今後の治療選択にかかわるため，術前に冠動脈造影を考慮する。

心カテデータの解釈

- 左室造影（**図1**，Sellers分類）[1)]
  - 1＋：左房がわずかに染まる
  - 2＋：左房が中等度に造影される
  - 3＋：左房が左室・大動脈と同程度に造影される
  - 4＋：左房が左室・大動脈より濃く造影される
- v波増高（重症MRを示唆する所見）[2)]
  - peak v波＞40mmHg，v波–平均PAWP＞10mmHg，ピークv波/平均 PAWP＞2.0（**図2**）

治療選択の判断

①急性/慢性

- 急性MRは左室への容量負荷に対する代償機転が働いていないため，肺うっ血と低心拍出状態を生じ，しばしばショック状態に陥る。
- カテコラミン，血管拡張薬などの内科治療に反応しない場合も多く，急性を疑った場合は，緊急もしくは準緊急での手術を念頭に置く。
- 大動脈バルーンパンピングは，内科治療最後の砦である。
- 慢性MRは臨床症状，代償性左室拡大の程度，左室機能障害の程度で治療介入のタイミングを決定する。

図1　左室造影

a：拡張期，b：収縮期
収縮期に左房が左室と同程度もしくは濃く造影されている。

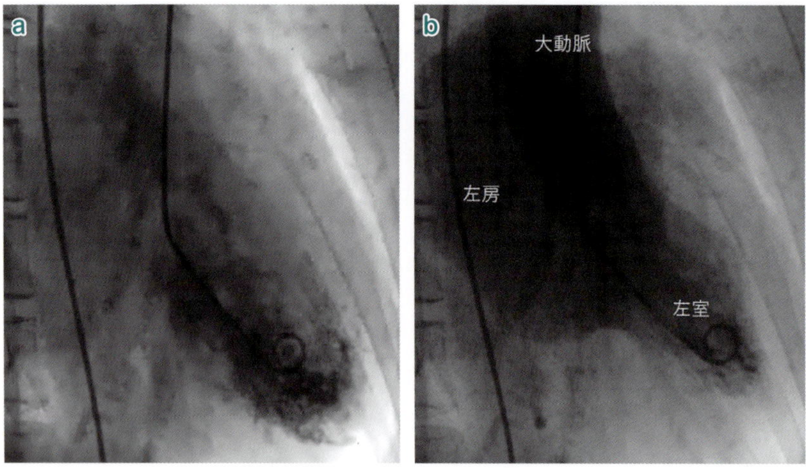

図2　肺動脈楔入圧波形

v波の増高を認める。
v波 ＞40mmHg，v波－平均肺動脈楔入圧＝25mmHg≧10mmHg
v波/平均肺動脈楔入圧＝2.1＞2.0
いずれの指標も高度MRの基準を満たしている。

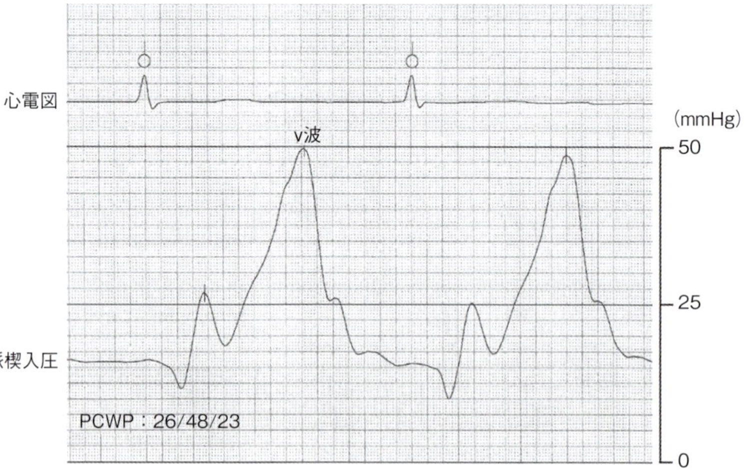

②一次性/二次性

- 僧帽弁逸脱，腱索断裂に代表される一次性MRは，弁形成術が広く行われるようになり，その遠隔成績もよい。現行のガイドラインでは，弁形成術の成功確立が95％以上かつ周術期リスクが低リスクであれば，無症候でもclass Ⅱaで手術適応となっている。
- 二次性MRに関しては背景に高度の左室機能不全があることが多く，手術成績が必ずしもよいとはいえず，また手術方法も定まっておらず，血行再建術，各種心不全治療薬，心臓再同期療法（CRT）などの内科加療の先行を考慮する。
- それでも代償化が得られない場合，再入院を繰り返す場合は手術加療を考慮するが，このような場合の手術は必然的にhigh riskであることが多く，治療方針決定に悩む症例が多い。

③MitraCrip®の適応

- 2017年10月，MRに対するカテーテル治療デバイスであるMitraClip®がわが国においても薬事承認され，いよいよわが国における臨床応用が期待される。

- これまで，MRに対する根本治療は，外科的な僧帽弁形成術もしくは僧帽弁置換術のみであった。
- しかし低心機能症例や高齢者など，周術期リスクが高く外科的手術を施行することができない症例も多く存在し，そのような症例にMitraClip®はよい適応である。また重症心不全の新しい治療オプションとして期待は大きい。
- 新しい治療の出現は，今まで以上に詳細かつ正確な術前評価および効果判定が求められる。
- 心エコー図を中心とした術前評価による適した患者の選択，習熟したハートチームの存在が治療成功の鍵を握る。また効果判定においては，心エコー図のみならず術中の血行動態の変化も重要な役割を担うため，右心カテの理解が必要となる。
- 術中心エコー図に加えて右心カテを用いた効果判定を行い，適切なエンドポイント設定が望まれる。

心カテのTips / Pitfalls

v波

- 肺動脈への正しい楔入がされていない場合，収縮期肺動脈圧が反映されて，v波が増高しているように観察されることがあるので注意する。
- v波増高は特異度，陰性適中率が高いが，感度，陽性適中率は低い指標である[2)]。
  感度：30%，特異度：94%，陽性適中率：35%，陰性適中率：93%
- v波は心房拡張期の左房充満時の圧を反映しており，もともとの左房容積や左房圧，左房コンプライアンス，左室収縮力などが影響する[僧帽弁狭窄症(MS)，心室中隔欠損症(VSD)でもv波増高はしばしばみられる]。

左室造影での注意点

- MR重症度を過小評価する場合：pig-tailカテーテルの位置が浅く，左室流出路付近に位置している，巨大左房。
- MRを過大評価する場合：心室性期外収縮の誘発，pig-tailカテーテルが腱索へ干渉している。
- 透視装置の右斜位が不十分であると，左房が下行大動脈と重なり評価しづらくなる。

臨床症状と心カテデータに乖離がある場合

- 心カテデータは安静時の所見である。
- MRは運動により変化することが，運動負荷心エコー図の研究により知られており，運動時の逆流量増加や肺動脈圧上昇が予後不良因子と報告されている[3,4)]。
- 安静時の心カテデータで肺動脈楔入圧上昇やv波増高がみられなくても，MRが主病態の症例が存在することを念頭に置く必要がある。

CHECK!

僧帽弁閉鎖不全症　心カテプロトコル

▶カテ前準備

- 静脈ライン：20Gまたは22Gで左前腕にキープする。
- カテ前輸液：ルーチンのものでよい。
- 穿刺部：動脈－右橈骨動脈，静脈－右内頸静脈もしくは右大腿静脈

▶カテ室準備

- 圧ライン2組
- 留置用シース：右内頸静脈；7Fr×1本，右橈骨動脈；5Fr×1本
- カテーテル：Swan-Ganzカテーテル，pig-tailカテーテル(5Fr)，必要に応じて冠動脈造影用カテーテル

▶カテーテル検査

①穿刺：右内頸に静脈シース1本，右橈骨に動脈シース1本を留置する。

②右心カテ検査：IVC→SVC(頸からならこの逆)→RA→RV→PA→PAW→PAでoutput測定*

* 測定値の重要性から，まずPAWから順次引き抜く場合もある。

③左室造影：造影前の左室圧を測定した後，左室造影を施行し逆流度を評価する。その後に再度左室圧を測定する。

◆造影後に左室充満圧が著明に上昇する症例が存在するため，必ず左室造影前後で左室圧測定を行う。

④(必要に応じて)冠動脈造影

文献

1) Sellers RD, et al : Left retrograde cardioangiography in acquired cardiac disease : Technic, indications and interpretations in 700 cases. Am J Cardiol, 14 : 437-447, 1964.
2) Synder RW 2nd, et al : Predictive value of prominent pulmonary arterial wedge V waves in assessing the presence and severity of mitral regurgitation. Am J Cardiol, 73 : 568-570, 1994.
3) Magne J, et al : Exercise-induced changes in degenerative mitral regurgitation. J Am Coll Cardiol, 56 : 300-309, 2010.
4) Magne J, et al : Exercise pulmonary hypertension in asymptomatic degenerative mitral regurgitation. Circulation, 122 : 33-41, 2010.

大動脈弁狭窄症

aortic valve stenosis(AS)

奥村貴裕（名古屋大学医学部附属病院 重症心不全治療センター 循環器内科）

心カテのポイント

- 大動脈弁狭窄症（AS）では，心カテは必ずしも必要ではない。非侵襲的な検査で，重症度評価が困難な場合に考慮する。
- ASの心カテでは，大動脈－左室間の圧較差評価が重要である。正確な評価のためには，同時圧測定が望ましい。種々のアプローチ法があるが，それぞれに一長一短がある。
- 手術適応を考慮するうえで，必要に応じて冠動脈造影を併施する。

基本病態[1)]

- ASは，なんらかの原因によって大動脈弁の狭窄をきたし，慢性的な左室圧負荷から求心性肥大を呈する病態である。
- 加齢による弁の退行変性（最多）や先天性二尖大動脈弁，リウマチ・炎症性変化などが原因とされる。
- 有症状患者の予後は不良であり，平均余命は，狭心症が出現してから5年，失神を認めてから3年，心不全では2年といわれる[2)]。
- 最高血流速度4.0m/秒以上の血行動態的に高度なASでは，無症状でも，心事故発生が多く，6～12カ月ごとの慎重なフォローアップを要する[3)]。

心カテの適応[1)]

- 一般に，ASの重症度評価は，心エコー図検査で十分可能である。
- 心カテによるルーチンの血行動態評価は必要でない。以下のような場合に，心カテのよい適応となる。

①理学所見や症状で示唆される重症度と心エコーで評価された重症度が乖離する場合
　1)息切れ症状が強いわりに圧較差が小さいケース
　2)圧較差が大きく弁口面積が小さいわりに左室壁厚が厚くないケース，など
②非侵襲的に左室機能やASの重症度が評価困難な場合
　1)心エコーによるドプラ計測で血流に対しビームが平行に入らないケース
　2)プラニメトリ法と連続の式とで弁口面積が乖離するケース，など
③右心カテによる血行動態評価
④冠動脈狭窄病変の有無の評価

心カテデータの解釈

- 動脈圧波形の緩やかな立ち上がり
- 透視上の弁石灰化確認(**図1**)：左室内へカテーテルを挿入する際のよいメルクマールになる
- 左室拡張末期圧および肺動脈楔入圧の上昇
- 心拍出量および心係数の低下
- Ao-LV間の圧較差の評価および弁口面積の算出

　1)圧較差には，最大圧同士の圧較差(peak to peak gradient)と平均圧較差(mean gradient)があある(**図2**)。
　2)平均圧較差の算出には同位相での圧評価が必要であり，同時圧測定が望ましい。Gorlinの式を用いた弁口面積の算出には平均圧較差が用いられる*。

*Gorlinの式と弁口面積の算出[4)]：弁口面積は以下の式で計算される。心拍出量に比例し，圧較差の平方根に反比例する。

$$大動脈弁口面積 = \frac{心拍出量}{44.3 \times 収縮期駆出時間 \times 心拍数 \times \sqrt{圧較差}}$$

図1　透視像で見た大動脈弁の石灰化

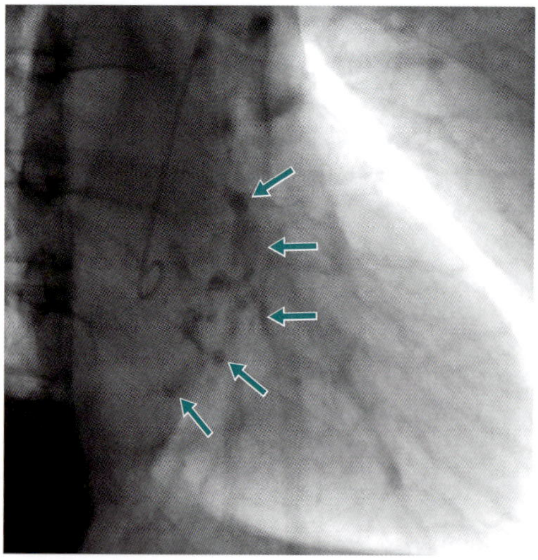

透視で弁の位置が確認できる場合，左室内へカテーテルを挿入する際のよいメルクマールになる。

図2　peak to peak gradientとmean gradient

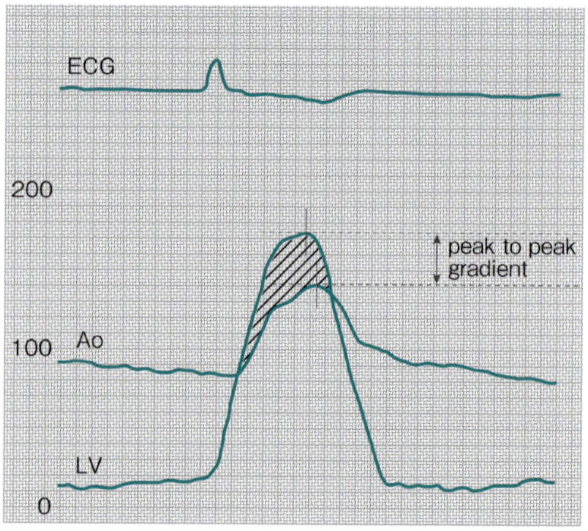

peak to peak gradientは，同時相の圧較差を反映しない。mean gradientは，圧較差積分値(斜線部面積)を弁開口時間で除して算出される。

3) 評価法には，左室から大動脈へカテ引き抜きにより測定する方法と，左室圧と大動脈圧を同時に測定する方法がある。後者には，シース側枝圧を利用して1本のカテーテルで測定する方法（Ao-LV同時圧測定カテーテル1本法）と，2本のカテーテルで直接的に測定する方法（Ao-LV同時圧測定カテーテル2本法）がある*（**図3**）。

*その他，心房中隔穿刺を行い，直接的にLVとAoの圧較差を評価する方法や圧ワイヤーを逆行性にLVへ挿入して評価する方法も提唱されているが一般的でない。

4) 引き抜き圧測定は，同時相の圧記録ではないが，得られた2つの異なる時相の記録をポリグラフ上で重ね合わせることで，同位相評価が可能となる（**図4**）。

図3 大動脈ー左室圧較差評価法

a：引き抜き圧測定法

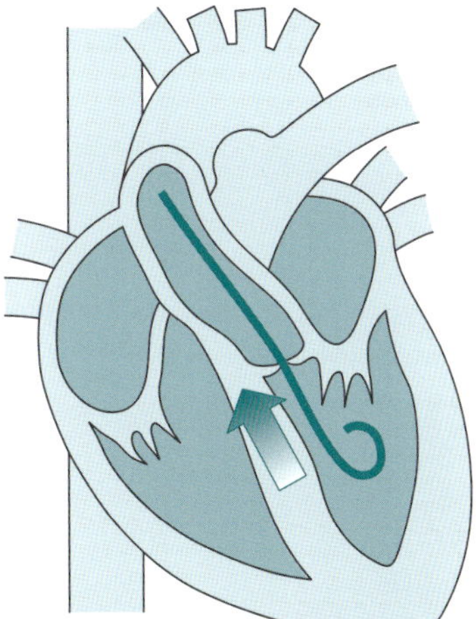

①左室圧を測定する。
②左室内に逆行性に挿入したpig-tailカテーテルを大動脈へ引き抜く。
③大動脈圧を測定する。

b：Ao-LV同時圧測定カテーテル1本法

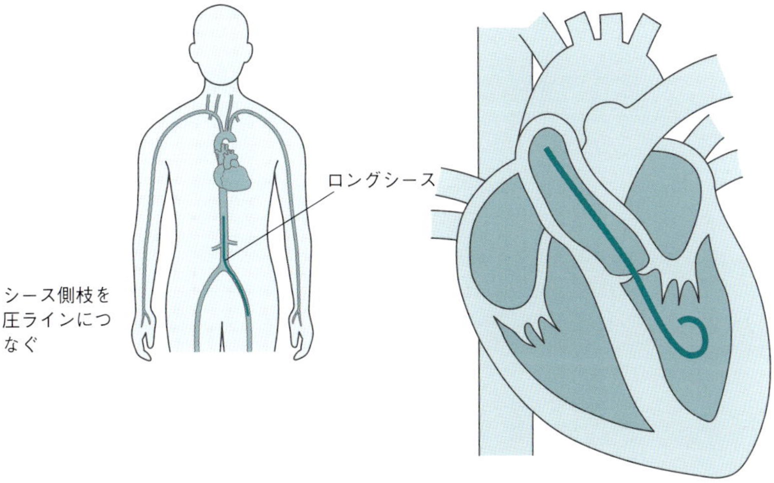

①大腿動脈から挿入したロングシースの側枝圧で大動脈圧を測定する。
②逆行性にpig-tailカテーテルを大動脈弁上まで挿入し，側枝圧と整合することを確認する。
③pig-tailカテーテルを左室へ進める。
④左室圧と大動脈圧を同時測定する。

（図3つづき）

c：Ao-LV同時圧測定カテーテル2本法

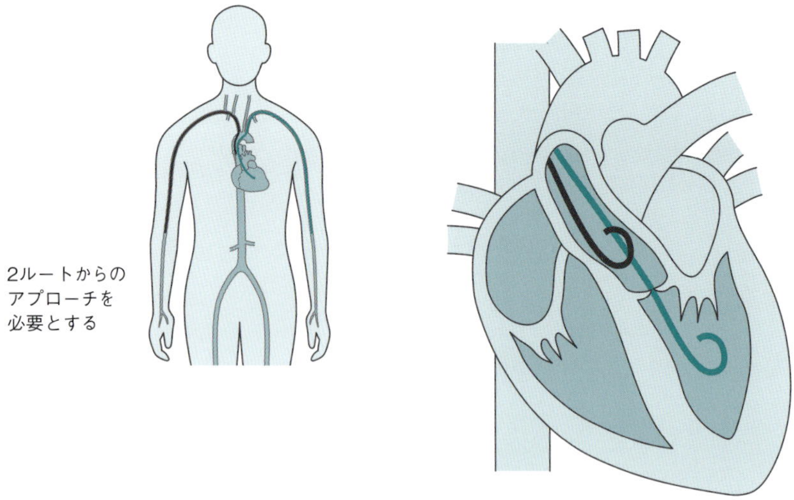

①左橈骨動脈より，左室内へ逆行性にpig-tailカテーテルを進める。
②右橈骨動脈より，上行大動脈・大動脈弁上へ逆行性にpig-tailカテーテルを進める。
③左室圧と大動脈圧を同時測定する。

図4　ポリグラフを用いた弁開口面積の算出

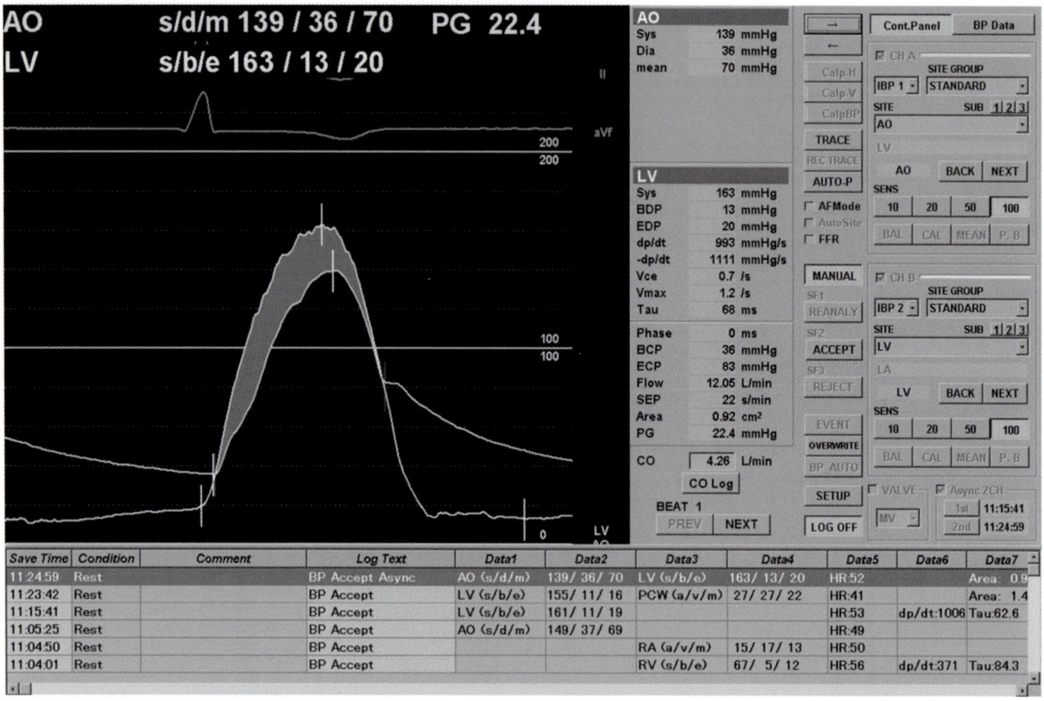

引き抜き圧測定で計測したAoおよびLVの各波形を，ポリグラフを用いて重ね合わせ，同位相解析が可能である。本症例では，心エコー上，中等度のARおよび軽～中等度のMSを合併していた。AR合併ASの症例では，心カテでの弁口面積はより小さく算出されるため，正確な弁口面積評価には心エコーが優位である。

治療選択の判断[1,3)]

- 弁口面積≧1.5m^{2}を軽度AS，1.0～1.5cm^{2}を中等度AS，≦1.0cm^{2}を高度ASと判断する。高度ASは，最大血流で≧4.0m/秒，平均Ao-LV圧較差で≧40mmHgに相当する。
- 症状を伴う高度AS，無症状であっても冠動脈バイパス術（CABG）や大血管または弁膜症にて手術を行う患者で高度ASを伴うもの，左室駆出率≦50％の高度ASでは手術適応が考慮される（Class Ⅰ）。
- 中等度ASであっても，CABGや上行大動脈あるいは弁膜症の手術を行う患者では，同時に大動脈弁への介入が推奨される（Class Ⅱa）。
- 心拍出量が低いケースでは，高度ASであっても大きな圧較差を認めず，重症度がミスリードされうる（low flow low gradient；LFLG）。運動負荷やドブタミン負荷を行い，圧較差や弁口面積を評価する。

心カテのTips / Pitfalls

中等度以上ASにおける適応

- 中等度以上のASでは，左室内へのカテーテル挿入による脳梗塞リスクが高いため，リスクベネフィットを勘案し，適応を検討する。
- 左室内へカテーテルを挿入する際は，できる限り深くまで挿入する*。

*圧回復現象は10mmHg程度とされるが[5)]，特に上行大動脈径の小さいケースでは回復が大きいことが知られている。左室内へのカテ挿入が浅いと，圧較差を過小評価し，弁口面積を過大評価しうる。

Ao-LV圧較差の評価

- peak to peakによるAo-LV圧較差は，時相のことなる測定値であるため，正確な病態を反映しにくい。
- 引き抜き圧測定法は，狭窄度を過小評価しうる[6)]。
- 心房細動や頻発する期外収縮など，RR間隔のばらつきは，Ao-LV圧較差評価に影響を及ぼす。特に，引き抜き圧測定法で，波形を重ね合わせる場合にはその影響が大きいため，できる限り先行RR間隔が等しい波形を使用する。同時圧測定時にも，連続10心拍での評価が推奨される[7)]。
- Ao-LV同時圧測定カテーテル1本法では，動脈狭窄の影響を避けるため，大腿動脈よりロングシースを用いるとよい。カテーテル先を左室内へ進める前に，中心動脈圧がシース側枝圧と整合することを確認する。

Gorlin式の評価

- ASに有意な大動脈弁逆流症を伴う場合，Gorlinの式による弁口面積算出は，正確性に乏しい。

CHECK!

大動脈弁狭窄症　心カテプロトコル

▶カテ前準備

◆Ao-LV圧較差測定法を，あらかじめ検討しておく。

- 静脈ライン：20Gまたは22Gで左前腕にキープする。
- カテ前輸液：ルーチンのものでよい。
- 穿刺部：

静脈：右内頸静脈もしくは右大腿静脈

動脈：1)引き抜き圧測定法；右橈骨動脈もしくは右上腕動脈もしくは右大腿動脈

2)Ao-LV同時圧測定カテーテル1本法；右大腿動脈

3)Ao-LV同時圧測定カテーテル2本法；右橈骨動脈，右上腕動脈，右大腿動脈のいずれか2カ所

▶カテ室準備

- 留置用シース：

静脈：肺動脈カテーテルキット付属シース(6Frもしくは7Fr)×1本

動脈：1)引き抜き圧測定法；シース(5Fr)×1本

2)Ao-LV同時圧測定カテーテル1本法；ロングシース(6Fr)×1本

3)Ao-LV同時圧測定カテーテル2本法；シース(5Fr)×2本

- カテーテル：Swan-Ganzカテーテル(6Frまたは7Fr)，冠動脈造影用カテーテル(4Fr)，pig-tailカテーテル(4Fr)(引き抜き圧測定では，multi-purposeやストレートタイプのカテーテルも推奨)×必要本数分
- 圧ライン：同時圧測定では2組

▶カテーテル検査

①穿刺：右内頸または右大腿に静脈シース1本，動脈は方法に応じ，1本もしくは2本のシースを留置する。

②右心カテ検査：IVC→SVC(頸からならこの逆)→RA→RV→PA→PAW→PAでoutput測定*

* 測定値の重要性から，まずPAWから順次引き抜く場合もある。

③Ao-LV圧較差測定と弁口面積の算出：

1)引き抜き圧測定法；記録後にポリグラフを用いて波形を重ね合わせ，同位相での圧較差を評価する。

2)Ao-LV同時圧測定カテーテル1本法；左室内に留置したカテ先圧とシース側枝圧の差で評価する。

3)Ao-LV同時圧測定カテーテル2本法；左室内と大動脈弁上に留置した2本のカテ先圧較差で評価する。

④(必要に応じて)冠動脈造影

文献

1)日本循環器学会編：膜疾患の非薬物治療に関するガイドライン，2012年改訂版．循環器病ガイドラインシリーズ．http：//www.j-circ.or.jp/guideline/pdf/JCS2012_ookita_h.pdf（2017年11月閲覧）

2)Ross JJr, et al：Aortic stenosis. Circulation, 38(Suppl 1)：61-67, 1968.

3)Nishimura RA, et al：2014 AHA/ACC Guideline for the ,management of patients with valvular heart disease：a report of the American College of Cardiology/American Heart Association Task Force on Practice Guidelines. Circulation, 129：e521-643, 2014.

4)Gorlin R, et al：Hydraulic formula for calculation of the area of the stenotic mitral valve, other cardiac valves, and central circulatory shunts. Am Heart J, 41：1-29, 1951.

5)Laskey WK, et al：Pressure recovery in aortic valve stenosis. Circulation, 89：116-121, 1994.

6)Brogan WC 3rd, et al：Accuracy of various methods of measuring the transvalvular pressure gradient in aortic stenosis. Am Heart J, 123(4 Pt 1)：948-953, 1992.

7)Ragosta M：Textbook of Clinical Hemodynamics. Saunders, 2008.

8)奥村貴裕：大動脈弁狭窄症の臨床像．真っ向勝負の大動脈弁狭窄症・閉鎖不全症，大西勝也編．メディカ出版，大阪，2016. p8-25.

IV

疾患病態別心カテプロトコル

大動脈弁閉鎖不全症

aortic valve insufficiency

奥村貴裕（名古屋大学医学部附属病院 重症心不全治療センター 循環器内科）

心カテのポイント

- 大動脈弁閉鎖不全症では，心カテは必ずしも必須ではない。しかしながら，非侵襲的な検査で左室機能や重症度評価が困難な場合には，適応を躊躇しない。
- 大動脈弁逆流（AR）の心カテでは，血管造影と血行動態評価の両者が重要である。
- 手術適応を考慮するうえで，必要に応じて冠動脈造影を併施する。

基本病態

- 大動脈弁閉鎖不全症では，拡張期に大動脈から左室へのARを認める。
- 弁自体に異常がある場合と大動脈基部の異常が原因となる場合がある。
- 急性のARでは，左室拡張を伴わず，急激な左室拡張末期圧上昇による肺うっ血と，著しい前方拍出低下による心原性ショックを生じ，重篤となる。
- 慢性のARでは，左室駆出量の増大と脈圧の増大を生じる。代償機構が働くため，当初は無症状で経過するが，次第にリモデリングが進み，やがて心不全症状をきたす。

心カテの適応[1)]

- ARの治療方針を判断するうえで，侵襲的な心カテはClass Ⅱa適応とされ，以下のような場合に推奨される。

 1）心エコー図検査にて，左室機能やARの重症度が評価困難な場合

 2）右心カテによる血行動態評価

 3）冠動脈狭窄病変の有無の評価*

*冠動脈疾患，上行大動脈疾患またはほかの弁膜症の手術が必要なAR患者は，Class Ⅰの手術適応である。

心カテデータの解釈

- 動脈圧波形の急峻な立ち上がり（**図1**）
- 動脈圧波形の上行脚隆起切痕
- 低い拡張期圧，脈圧の増大（**図2**）
- diastolic notchの不明瞭化あるいは消失（**図3**）
- 大動脈造影におけるSellers分類（**図4**）
- 左室造影による左室機能評価*

*大動脈造影における逆流ジェットで左室が造影されうるため，スキップされることも多い。左室内へpig-tailカテーテルを進め，左室内圧・左室拡張末期圧（LVEDP）を計測するのが望ましい。

- 左室拡張末期圧および肺動脈楔入圧の上昇
- 心拍出量および心係数の低下
- 逆流分画の評価

$$逆流分画 = \frac{(1回拍出量_{左室造影} - 1回拍出量_{肺動脈カテーテル})}{1回拍出量_{左室造影}}$$

0～20%：軽度，20～40%：中等度，40%～：高度

図1　動脈圧波形の急峻な立ち上がり

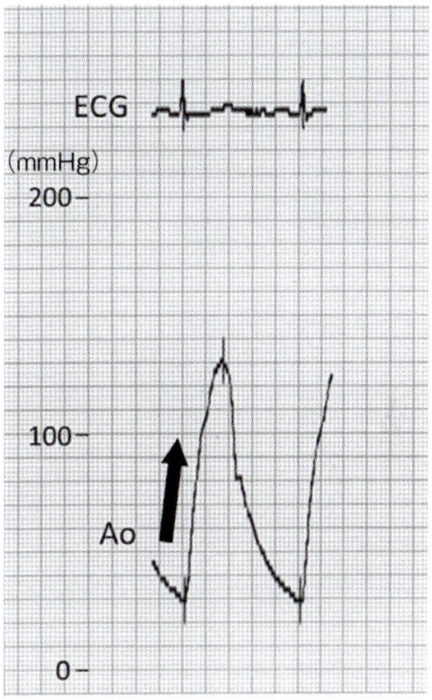

図2　低い拡張期圧と脈圧の増大

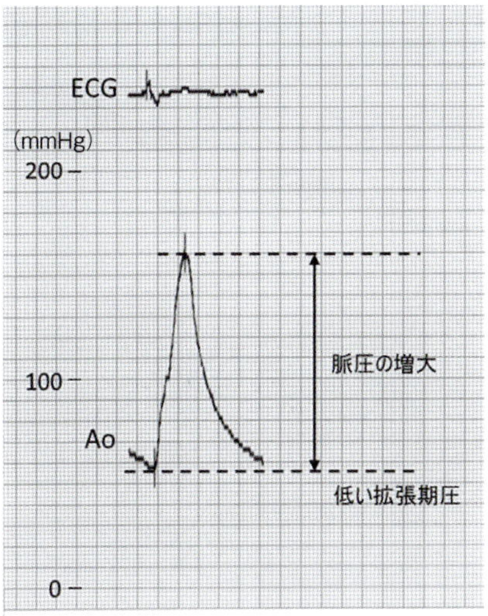

図3　diastolic notchの消失

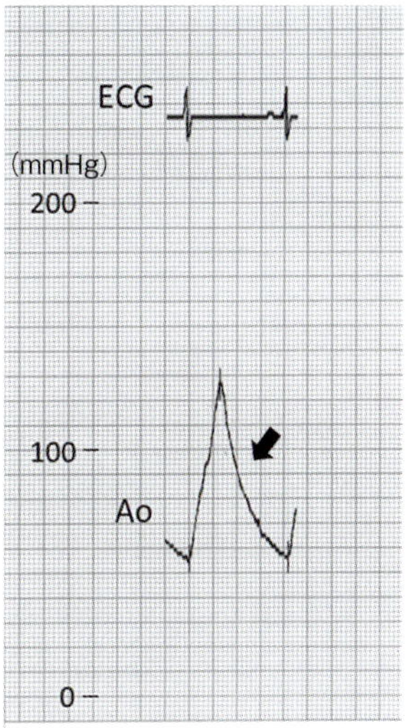

図4　大動脈造影におけるARの評価（Sellers分類）

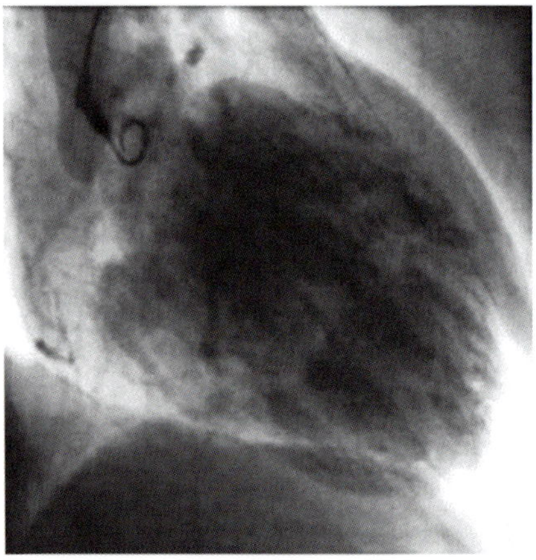

大動脈造影にてSellers Ⅳ度のARを認めた。

Sellers 分類	所見
Ⅰ度	左室内への逆流ジェットを認める
Ⅱ度	左室内への逆流ジェットとともに左室全体が淡く造影される
Ⅲ度	左室内への逆流ジェットは消失し，左室全体が濃く造影される
Ⅳ度	左室が大動脈より濃く造影される

治療選択の判断[1)]

- 急性のARでは，早期の外科的介入が考慮される。
- 慢性のARにおける手術適応は，自覚症状の有無，左室機能，左室拡大の程度，逆流量の定量評価などを基に検討される。有症状の患者のみならず，無～軽症状の患者であっても，左室駆出率低下例や高度左室拡大例*では手術適応が考慮される。

*無症状あるいは症状が軽微の患者で，左室駆出率25～49%であり，高度の左室拡大を示す場合は，Class Ⅰの手術適応とされる。

*無症状あるいは症状が軽微の患者で，①左室駆出率25～49%であり，中等度の左室拡大を示す場合，②左室駆出率≧50%であるが，高度の左室拡大を示す場合，③左室駆出率≧50%であるが，進行性に収縮機能の低下，中等度以上の左室拡大，運動耐容能の低下を認める場合は，Class Ⅱaの手術適応とされる。

心カテのTips / Pitfalls

重症ARでの右室拡張末期圧上昇

- 重症ARでは，肺動脈楔入圧や肺動脈収縮期圧の上昇がなくても，右室拡張末期圧上昇を認めうる（Bernheim効果*）。

*Bernheim効果とは：1910年，Bernheimは，右室ー左室間の相互連関に関し，左室圧負荷による心室中隔肥大が右室の拡張能に影響する現象を報告した[2)]。

最適な左室造影効果を得るために

- 大動脈造影：最適な左室造影効果を得るためには，造影剤を20～30mL/秒で注入する。
- pig-tailカテーテルの位置が弁尖に近すぎると弁の開閉の妨げになりうる。

文献

1）日本循環器学会編：弁膜疾患の非薬物治療に関するガイドライン，2012年改訂版．循環器病ガイドラインシリーズ．http://www.j-circ.or.jp/guideline/pdf/JCS2012_ookita_h.pdf（2017年11月閲覧）
2）Bernheim H：Venous asystole in hypertrophy of the left heart with associated stenosis of the right ventricle. Rev Med, 30：785-801, 1910.
3）奥村貴裕：大動脈弁閉鎖不全症の臨床像．真っ向勝負の大動脈弁狭窄症・閉鎖不全症，大西勝也編．メディカ出版，大阪，2016, p38-57.

CHECK!

大動脈弁閉鎖不全症　心カテプロトコル

▶カテ前準備

- 静脈ライン：20Gまたは22Gで左前腕にキープする。
- カテ前輸液：ルーチンのものでよい。
- 穿刺部：
  静脈；右内頸静脈もしくは右大腿静脈
  動脈；右橈骨動脈もしくは右上腕動脈もしくは右大腿動脈

▶カテ室準備

- 留置用シース：静脈に肺動脈カテーテルキット付属シース（6Frもしくは7Fr）×1本，動脈にシース（5Fr）×1本
- カテーテル：Swan-Ganzカテーテル（6Frもしくは7Fr），冠動脈造影用カテーテル（4Fr），pig-tailカテーテル（4Fr）

▶カテーテル検査

①穿刺：右内頸または右大腿に静脈シース1本，右橈骨もしくは右上腕もしくは右大腿に静脈シース1本。

②右心カテ検査：IVC→SVC（頸からならこの逆）→RA→RV→PA→PAW→PAでoutput測定*

* 測定値の重要性から，まずPAWから順次引き抜く場合もある。

③大動脈造影：pig-tailカテーテルを大動脈弁上の適切な位置へ留置し，造影する。

◆最適な左室造影効果を得るため，20～30mL/秒で注入する。

◆可能であれば，大動脈造影前に左室内へpig-tailカテーテルを進め，左室内圧とLVEDPを計測するのが望ましい。

④（必要に応じて）左室造影

◆PAWPあるいはLVEDPが高値の場合は，心不全増悪のリスクが高いため安易に施行しない。

⑤（必要に応じて）冠動脈造影

IV 疾患病態別心カテプロトコル

肺動脈性肺高血圧症

pulmonary arterial hypertension(PAH)

中摩健二（日本医科大学武蔵小杉病院循環器内科）

心カテのポイント

- 肺動脈性肺高血圧症（PAH）の診断は2～5群の肺高血圧の除外が必要であり，診断基準は右心カテにて，平均肺動脈圧（mPAP）≧25mmHg，肺血管抵抗（PVR）＞3wood units（WU），肺動脈楔入圧（PAWP）≦15mmHgである。
- 有症状患者，無症状患者の高リスク患者には積極的に心エコーを施行する。
- 鑑別診断に悩む例や重症例は専門施設への紹介・転院を考慮する。

基本病態

- PAHは，肺高血圧症臨床分類のなかで，第1群に分類され（**図1**）[1]，特発性のほか，遺伝性，薬剤誘発性，膠原病・先天性心疾患・門脈圧亢進症・HIV感染に合併するものなどが含まれる。
- 病因の異なる多様な疾患が1群として扱われるのは，内膜増殖・中膜肥厚・非筋性肺血管の筋性化・外膜線維化および肥厚・壊死性血管炎・叢状病変などの，共通する病理学的変化に特徴を有するためである。
- PAHの診断確定は右心カテ検査で行われ，安静仰臥位でのmPAP≧25mmHg，さらにPVR＞3WU，PAWP≦15mmHgが定義とされる。
- 肺血管床は予備血管床が多く，肺高血圧の診断基準のmPAP≧25mmHgの時点で，肺血管床の3/4が障害されている[2]。従って，右心カテでの診断時点で病状は進行していることを念頭に置き診療にあたる。

心カテの適応

- 特別な症状はなく，「肺高血圧症の存在を疑うこと」が最も重要とされる。
  ①労作時息切れ，失神などのありふれた症状
  ②無症状でも膠原病，肝硬変，先天性心疾患などの高リスク症例

• ①，②の患者を心エコーにてスクリーニングし右心系拡大，心室中隔収縮期圧排，推定右室収縮期圧＞40mmHgを認めるもの[3)]。

心カテデータの解釈

①mPAPの上昇（≧25mmHg，**図2a**）
②PAWPの上昇を認めない（＜15mmHg，**図2b**）
③心拍出量を測定（Fick法，熱希釈法），SVO_2測定，PVR 3WUを確認
④右房圧波形は顕著なa波を呈する場合がある（**図3**）

図1　肺高血圧症の臨床分類（Nice分類）

1群：肺動脈性肺高血圧症	2群：左心疾患による肺高血圧症
1.1　特発性 1.2　遺伝性 　1.2.1　*BMPR2*遺伝子変異 　1.2.2　その他の遺伝子変異 1.3　薬物および毒物誘発性 1.4　各種疾患に伴うもの 　1.4.1　結合組織病 　1.4.2　HIV感染 　1.4.3　門脈圧亢進 　1.4.4　先天性心疾患 　1.4.5　住血吸虫症	2.1　左室収縮不全 2.2　左室拡張不全 2.3　弁膜疾患 2.4　先天性/後天性の左室流入路/流出路閉塞および先天性心筋症 2.5　先天性/後天性肺静脈狭窄症
	3群：肺疾患および/または低酸素血症による肺高血圧症
	3.1　慢性閉塞性肺疾患 3.2　間質性肺疾患 3.3　拘束性と閉塞性の混合障害を伴うほかの肺疾患 3.4　睡眠呼吸障害 3.5　肺胞低換気症候群 3.6　高所慢性曝露 3.7　発育障害
1'群：肺静脈閉塞疾患および/または肺毛細血管腫症	4群：慢性血栓塞栓性肺高血圧症およびその他の肺動脈閉塞
1'.1　特発性 1'.2　遺伝性 　1'.2.1　*EIF2AK4*遺伝子変異 　1'.2.2　その他の遺伝子変異 1'.3　薬物，毒物および放射線誘発性 1'.4　各種疾患に伴うもの 　1'.4.1　結合組織病 　1'.4.2　HIV感染	4.1　慢性血栓塞栓性肺高血圧症 4.2　その他の肺動脈閉塞 　4.2.1　血管肉腫 　4.2.2　その他の血管内腫瘍 　4.2.3　動脈炎 　4.2.4　先天性肺動脈狭窄症 　4.2.5　寄生虫（包虫症）
	5群：原因不明の複合的要因による肺高血圧症
1''群：新生児遷延性肺高血圧症	5.1　血液疾患（慢性溶血性貧血，骨髄増殖性疾患，脾摘出） 5.2　全身性疾患（サルコイドーシス，肺Langerhans細胞組織球症，リンパ脈管筋腫症） 5.3　代謝性疾患（糖原病，Gaucher病，甲状腺疾患） 5.4　その他（腫瘍塞栓，線維性縦隔炎，慢性腎不全，区域肺高血圧）

（Eur Heart J37：67-119，2016より改変引用）

図2　特発性PAH

30歳代，女性における右心カテーテル所見。
a：肺動脈圧（PAP）は著明に上昇している［PAP：80/36（52）］。
b：肺動脈楔入圧（PAWP）は正常（8mmHg）であり，左心疾患に伴う肺高血圧の可能性は除外される。心拍出量は2.4L/分で，肺血管抵抗は18.3WUまで著明に上昇している。

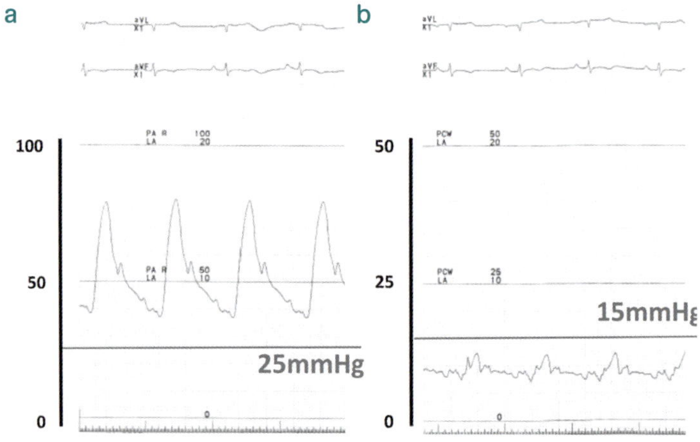

図3　特発性PAH

40歳代，女性における右房（RA）圧波形はa波の亢進を示している。右室拡張期圧の亢進や右室肥大による拡張障害を反映する。

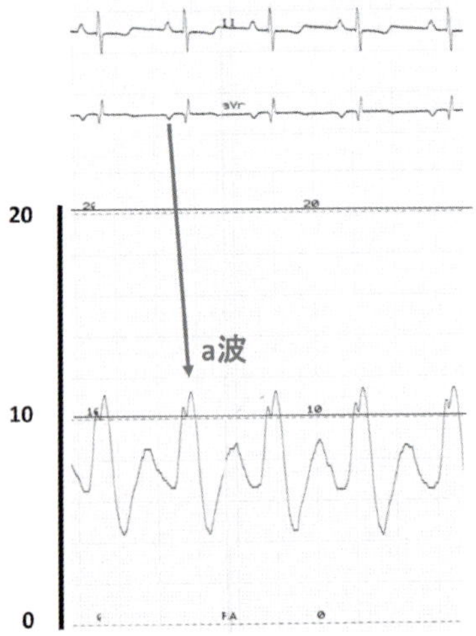

治療選択の判断

- PAHのなかでも病因により治療反応性は大きく異なる。
- 診断がつき次第，薬物加療の開始を検討するが，エポプロステノールを代表する非経口薬の開始時期が遅れてはならない。
- 非経口薬の導入を考慮するのは，具体的には初診時mPAP＞50mmHg，低心拍出状態，高度の低酸素血症，経口薬開始後早期のフォローでmPAP＜40mmHgを達成できない（自覚症状の改善は認めたとしても）といったことが挙げられる。
- ただし，PAHのなかにも予後不良な疾患群・類似疾患［膠原病性，HIV合併，肺血管閉塞性疾患（PVOD）/肺毛細血管腫症（PCH）など］があり，治療開始後に，肺うっ血・右心不全など病状の悪化をきたす症例がある。
- このような症例は，疑いの時点で治療経験の豊富な施設に紹介・転院を考慮する。

心カテのTips / Pitfalls

穿刺部位

- PAHの患者では三尖弁・肺動脈弁逆流，右心系の拡大のため，操作性に優れる右内頸静脈からのアプローチがとられることが多い。
- ただし，心房中隔欠損症においては欠損孔が足側に面しており，その場合は大腿静脈からのアプローチのほうが欠損口孔をカテーテルが通過しやすい。

PAWPの測定（図4）

- PAHでは正確なPAWPの測定が難しい場合が多く，PAPとの混和となり，誤ってPAWPを上昇させてしまい，Nice分類第2群の肺高血圧症（PH，左心疾患由来）と間違った診断をするおそれがある。
- 規定どおりのバルーン拡張では，過拡張の場合があり，少しずつバルーンを縮小させ，より末梢肺動脈の適切な部位で楔入し，再測定が可能な場合が多い。

呼気終末の測定

- PAHの患者の場合，息止めが力みとなりValsalva負荷となってしまい，圧上昇をきたす患者もいる。
- その際は深呼気ではなく，通常の呼吸からの軽い息止めに留める。

PAH，慢性血栓塞栓性肺高血圧症（CTEPH）の肺動脈波形の違い（図5）

- PAHとCTEPHは肺動脈圧の上昇は共通しているが波形に特徴がある。PAHの特徴として，脈圧（収縮期圧と拡張期圧の差）がCTEPHと比べ小さくなる傾向がある[4]。

左心カテの適応

- 前述の方法でPAWPが測定困難な場合，診断に左室拡張末期圧（LVEDP）測定が必要である。
- 加えて，PAH患者の28%に冠動脈病変を有するとの報告や[6]，PAHの拡大した肺動脈により左冠動脈主幹部が外的圧迫を受ける症例がある[7]。
- 全例での適応はないが，典型的胸痛がある場合やフォローの経過中にPAWP上昇をきたした場合は考慮される。

肺動脈造影の適応・方法

- PHの鑑別過程で，肺換気血流シンチグラフィが施行できない施設ではCTEPHが除外できず，確定診断に至らない場合がある。
- その場合は専門施設へ紹介するか，または肺動脈造影検査の追加を検討する。
- 方法は4～5Frサイズのpig-tailカテーテルもしくはBermanバルーンカテーテル

を用い，左右の肺動脈主幹部より造影する。

- 肺動脈は左右ともに多くの分枝があり，区域枝，亜区域枝にある病変の同定や解剖学的構造を把握するためには正面像，両斜位像など多方向からの観察が必要である。
- 深吸気にて息止めをし，各肺動脈にて30mLほどの造影剤を10～15mL/秒程度で注入する。
- 腎機能障害がある症例，PHが重症，低酸素血症の強い例では十分に注意して行う必要がある。

図4　PAWPを測定しようとする際に，部分的楔入のために肺動脈波形が混和している例

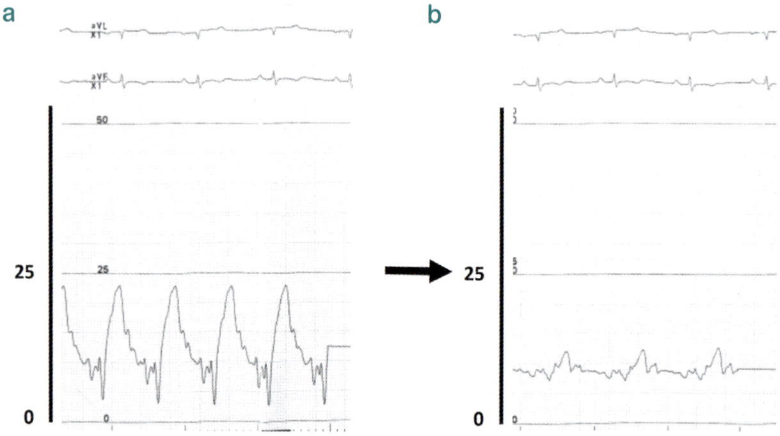

a：24/8mmHgと計測される。カテーテル先端から採取した血液の酸素飽和度は75%と計測された。
b：バルーンを少しずつ収縮し，カテーテルをより末梢でよりよい楔入波形を認めた。酸素飽和度93%の血液が得られ，正しく楔入されたことが確認された。

図5　PAHにおける肺動脈波形例

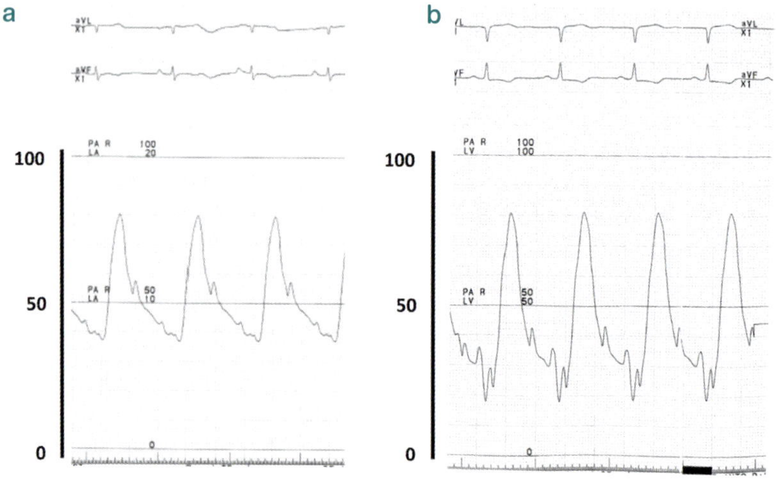

a：特発性肺動脈性肺高血圧症の30歳代，女性[PAP 80/36(52)]。
b：慢性肺血栓塞栓性肺高血圧症の60歳代，女性[PAP 81/20(44)]。
aの特徴として，肺動脈波形の脈圧がbと比べ小さくなる傾向がある。これは肺動脈性肺高血圧症の病変が細動脈にあることを示す所見と考えられている。

文献

1）Simonneau G, et al：Updated clinical classification of pulmonary hypertension. Turk Kardiyol Dern Ars, 42(Suppl 1)：45-54, 2014.
2）国枝武義：肺高血圧症の概念，病態，治療体制の確立に向けて．Ther Res, 26：2012-2021, 2005.
3）Mukerjee D, et al：Echocardiography and pulmonary function as screening tests for pulmonary arterial hypertension in systemic sclerosis. Rheumatology (Oxford), 43：461-466, 2004.
4）Nakayama Y, et al：Characteristics of pulmonary artery pressure waveform for differential diagnosis of chronic pulmonary thromboembolism and primary pulmonary hypertension. J Am Coll Cardiol, 29：1311-1316, 1997.
5）McLaughlin VV, et al：Pulmonary arterial hypertension. Circulation, 114：1417-1431, 2006.
6）Shimony A, et al：Prevalence and impact of coronary artery disease in patients with pulmonary arterial hypertension. Am J Cardiol, 108：460-464, 2011.
7）Karrowni W, et al：Left main coronary artery compression by an enlarged pulmonary artery. JACC Cardiovasc Interv, 6：e3-4, 2013.

CHECK!

肺動脈性肺高血圧症　心カテプロトコル

▶カテ前準備

- 静脈ライン：左上腕に末梢ルートを確保する。急性肺血管反応性試験を施行する可能性あり。
- カテ前輸液：生理食塩水もしくは細胞外液60 ～ 80mL/時。エコーなどで事前に重症度が高いことが予想されれば，大量補液は避ける。
- 穿刺部位：いずれの静脈でも可能だが，内頸静脈が操作性に優れる。

▶カテ室準備

- 圧ライン1組
- 留置用シース：中心静脈；6Fr×1本
- カテーテル：Swan-Ganzカテーテル，必要に応じてpig-tailカテーテル(4 ～ 5Fr)，冠動脈造影用カテーテル

▶カテーテル検査

- 穿刺：内頸静脈；6Fr×1本
- 右心カテ検査：SVC→IVC(大腿からならこの逆)→RA→RV→PA→PAW→PAでoutput測定*。初回のカテーテルでは，シャント性疾患を除外するためにオキシメトリーを追加する。

* 測定値の重要性から，まずPAWから順次引き抜く場合もある。

▶急性肺血管反応性試験(特発性/遺伝性/薬剤性PAHにのみに推奨[5)])

- 1)NOを吸入(10 ～ 20ppm)
- 2)エポプロステノール(2 ～ 10ng/kg/分)やアデノシン(50 ～ 250μg/kg/分)などで代用する。
  ➡上記薬剤で心拍出量を低下させることなく，mPAP 10mmHg以上低下し，mPAP＜40mmHgとなれば陽性と判断し，高用量カルシウムチャネル拮抗薬による治療反応性が期待できる。

IV 疾患病態別心カテプロトコル

先天性心疾患

congenital heart disease(CHD)

福田旭伸，丹羽公一郎（聖路加国際病院心血管センター）

心カテのポイント

- 先天性心疾患（CHD）は，複数の心血管構造異常を呈することが多く，心カテ前に複数のモダリティで心負荷の要因となりうる病態や構造異常を評価し，過去の手術歴やカテーテル歴があれば過去の記録を確認しておくことが重要。
- 心カテ前の評価を基に，穿刺部位や検査手順をシミュレーションしておくことが，サンプリングミスをなくすために大切。
- 血流量の評価にSwan-Ganzカテーテルによる熱希釈法もしくはFick法を用いるかを決めておく。短絡疾患，三尖弁逆流（TR），肺動脈弁逆流（PR），低心拍出量症候群では熱希釈法での評価は不正確となるため，Fick法を用いて血行動態を評価する。
- Fick法では心カテ後に血液ガスのサンプリングエラーが発覚しないように，心カテ中から血行動態を評価し，結果が臨床症状と矛盾がないかどうかを確認する。

成人先天性心疾患（ACHD）の基本病態

①短絡疾患

- 左右短絡疾患：体循環側から肺循環側に短絡血液が流れ，肺血流量が多い状態。
  1) 右心容量負荷：心房中隔欠損症（ASD）や部分肺静脈還流異常症（PAPVR）などの心房位左右短絡疾患。
  2) 左心容量・圧負荷：心室中隔欠損症（VSD）や動脈管開存症（PDA）などの心室・大血管位左右短絡。
  3) 肺動脈への容量負荷が多いと肺高血圧（PH）となることがあるが，PVRが正常値で肺血管床の障害が明らかでない状態はhigh flow PHとよぶ。
  4) 容量負荷が長期に続き肺血管床が障害されるとPVRの上昇を伴う肺動脈性肺高血圧症（PAH）を呈するようになり，最終的にEisenmenger症候群となる（図1）。

図1　左右短絡疾患における肺体血流比と肺血管抵抗の経年的な変化

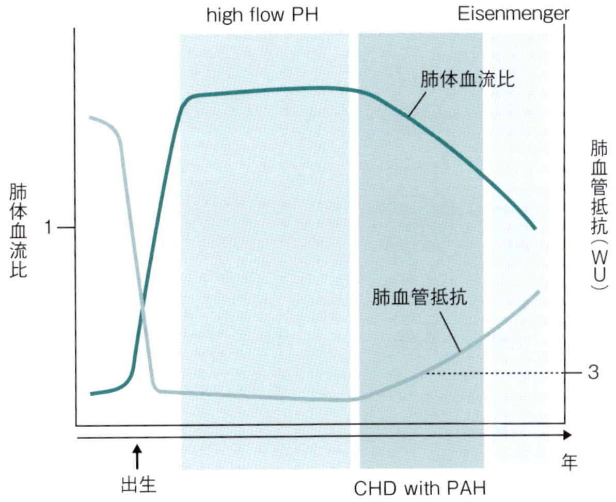

- 右左短絡疾患：肺循環側から体循環側に短絡血液が流れ，チアノーゼを呈する状態。
  1)高度の肺高血圧を伴う短絡疾患：Eisenmenger症候群など。
  2)未修復チアノーゼ性先天性心疾患：疾患は多岐にわたるが，体肺血流量のバランスがよいとまれに未修復のまま成人に達する。

②修復術後複雑ACHD

- 複雑ACHDによる心不全は，成人循環器診療でもよくみられるような左心系の問題のほか，右心系の弁膜症，側副血管や心内遺残短絡，肺動脈狭窄や大動脈縮窄症などの大血管の狭窄，冠動脈の走行異常，肺高血圧，体心室右室機能低下，手術に関連した体心室機能低下，収縮性心膜炎などさまざまな要因が重なって成立する。
- 特に，肺動脈弁狭窄や逆流など右心系（肺循環系）に問題を有することが多い。

短絡疾患における短絡量と肺血管抵抗の測定

- 治療方針の決定に重要な肺体血流比（Qp/Qs）とPVRの測定はFickの原理を用いる（Fickの原理は別項参照）。
- 短絡量，Qp/Qs，PVRは以下の計算式にて求める（**図2**）。
- 酸素消費量（VO_2）は心カテ中にmass spectrometerで実測することが好ましいが，多くの施設ではLaFargeの式などの推定式を用いている。
- 各チャンバーの酸素含有量はヘモグロビン濃度（g/dL），酸素飽和度（%），血漿中酸素分圧（mmHg）で求めるが，室内気では血漿中の溶存酸素量を無視して計算できる。酸素負荷時（$FiO_2 > 0.3$）には血漿中の溶存酸素量も加味する必要がある。
- Fickの原理が成立するための原則は混合した血液が飽和するためのmixing chamberが存在することであるが，疾患によってはmixing chamberがなく，サンプリング部位を工夫する必要がある（**表1**）。

図2　Fick法を用いた短絡量と血管抵抗の計測法

$$\underset{(O_2\ mL/blood\ L)}{(血液中の)酸素含有} = \overbrace{1.34 \times \underset{(g/blood\ dL)}{ヘモグロビン濃度} \times \frac{酸素飽和度(\%)}{100} \times 10}^{ヘモグロビンに結合した酸素量} + \overbrace{0.03 \times \underset{(mmHg)}{血漿中酸素分圧}}^{血漿中溶存酸素量}$$

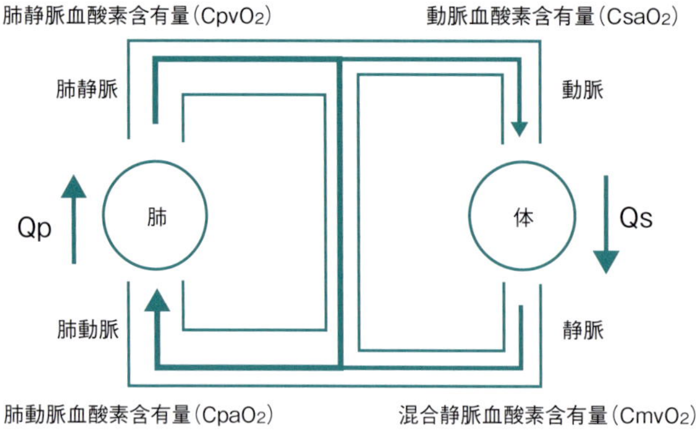

$$\underset{(O_2\ mL/分)}{酸素消費量(VO_2)} = 実測あるいはLaFargeの式$$

$$\underset{(L/分)}{肺血流量(Qp)} = \frac{VO_2}{CpvO_2 - CpaO_2}$$

$$\underset{(L/分)}{体血流量(Qs)} = \frac{VO_2}{CsaO_2 - CmvO_2}$$

$$\underset{(L/分)}{有効肺血流量(QE)} = \frac{VO_2}{CpvO_2 - CmvO_2}$$

$$Qp/Qs = \frac{CsaO_2 - CmvO_2}{CpvO_2 - CpaO_2}$$

$$PVR(WU) = \frac{mPAP - PAWP}{Qp}$$

左右短絡のみの場合：左右短絡量(L/分)＝Qp－Qs＝Qp－QE

両方向短絡の場合＝左右短絡量(L/分)＝Qp－QE
右左短絡量(L/分)＝Qs－QE

表1　短絡部位に即したサンプリング部位

短絡の位置	代表疾患	混合静脈血	肺動脈血
心房位	高位静脈洞型ASD SVC流入型PAPVR	high SVC	mPA
	ASD，VSD with TR	(3*SVC＋1*IVC)/4 あるいは low SVC	mPA
心室位	ASD，PDA with PR	RA	(rtPA＋ltPA)/2
大血管位	PDA	RV	(rtPA＋ltPA)/2

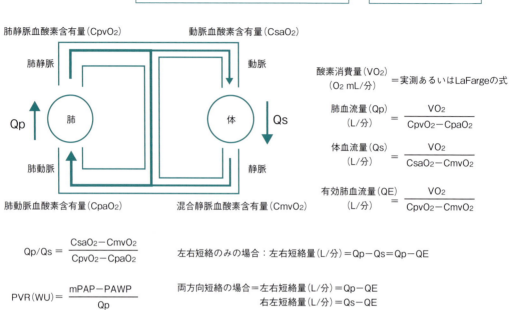

- ASDや三尖弁逆流（TR）の強いVSDでは混合静脈血のmixing chamberがなく，上下大静脈（IVC/SVC）からサンプリングするが，短絡血流の方向がIVC側に向くためSVCに重点を置いて計測する。
- PDAでは肺動脈血のmixing chamberがなく，できるだけ両側肺動脈（PA）の末梢からサンプリングする。
- 肺静脈血は肺疾患がなければ酸素飽和度は98%とするが，心房間短絡があれば直接測定する。

心カテ前に把握しておくべき情報

- 穿刺部位の評価：穿刺部位や穿刺血管の中枢が閉塞している可能性を常に念頭に入れ，エコーやCTなどで評価しておく。検査の手技次第ではアプローチを工夫する必要がある。
  1) 幼少期の手術歴；術式によっては，血管を結紮や切離されている。肺血流を増加させる目的で行われるBlalock-Taussigシャント術や大動脈縮窄症に対して行われる鎖骨下動脈フラップ術では鎖骨下動脈が切離されているため，患側の血圧測定や動脈穿刺は行わない。
  2) 幼少期のカテーテル歴；大腿動静脈が閉塞している可能性がある。
  3) 血管構造異常；下大静脈欠損などでは大腿静脈アプローチが難しいが，奇静脈経由で心臓にアプローチできることがある。
  4) 側面造影をするかどうか?；右室造影やPDAの造影では正面/側面で造影する。側面造影では上肢を挙上する必要があり，上肢からの動脈穿刺は好ましくない。
- 酸素飽和度：室内気でSpO_2 95%未満，もしくは運動負荷により容易にSpO_2低下をきたす場合は右左短絡を疑い，奇異性塞栓の予防目的に末梢ルート確保の際にエアーフィルターを連結する。
- 感染性心内膜炎（IE）のリスク評価：人工導管，人工材料による短絡閉鎖術後の残存短絡，機械弁，IE既往などのIE発症の高リスク患者においては，穿刺30分前の予防的抗菌薬投与が好ましい。
- 短絡? 肺動脈弁逆流? 三尖弁逆流? 低心拍出量?：Fick法で血行動態を評価する（筆者らは，熱希釈法で心拍出量を計測したとしても，必ずサンプリングを行ってFick法でも計測している）。
- 何を評価したいのか，短絡疾患では短絡の部位を，修復術後の疾患であれば遺残/続発症を把握しておく（**表2**）。

表2　合併しやすい遺残/続発病変

疾患名	代表的な術式	遺残/続発病変
大動脈縮窄症（CoA）	鎖骨下動脈フラップ術（SCF） Blalock-Park手術 大動脈弓の拡大再建術 人工血管置換術など	心肥大 大動脈拡張，大動脈弁逆流 大動脈弁二尖弁，僧帽弁狭窄（Shone複合） 縮窄部残存狭窄
Fallot四徴症（TOF）	Trans-Annular Patch手術 肺動脈弁輪温存手術 RV-PA導管など	大動脈拡張，大動脈弁逆流 右室拡大，右室機能低下 肺動脈弁逆流，肺動脈弁狭窄 三尖弁逆流 肺動脈分枝狭窄 遺残VSD（心室位左右短絡） 冠動脈走行異常
完全大血管転位（TGA）	心房位血流転換術 Senning手術 Mustard手術	体心室右室機能低下 体心室房室弁（三尖弁）逆流 バッフル狭窄（特に上大静脈側） バッフルリーク（心房位左右短絡）
	大血管位血流転換術 Jatene手術	大動脈拡張，大動脈弁逆流 肺動脈分枝狭窄 冠動脈狭窄
	Rastelli手術	左室流出路狭窄 肺動脈弁（導管）狭窄 肺動脈分枝狭窄 遺残VSD（心室位左右短絡）
単心室症候群（SV）	Fontan手術	体心室機能低下（特に右室型） 大動脈弁下（体心室流出路）狭窄 体心室房室弁逆流（特に共通房室弁） 肺動脈分枝狭窄 バッフル狭窄 バッフルリーク（心房位右左短絡） 大静脈肺静脈短絡，肺動静脈瘻（右左短絡） 体肺側副血行路（大血管位左右短絡）

（文献1より改変引用）

短絡疾患における短絡量の評価と治療選択の判断[2)]

- 基本原則としては，Qp/Qs＞1.5の容量負荷が生じている場合に短絡閉鎖の適応となる。ただしPHの場合には短絡閉鎖に際して以下の注意が必要。
  1）high flow PHは短絡閉塞のよい適応である。
  2）PVRの上昇を認めるPAHの病態であったとしても，Qp/Qs≧1.5かつPVR≦4.6WU（PVRI≦8WU*m^2）［※体表面積（BSA）で補正したPVRI（index）に関して，PVRを求める際の分母の心拍出量（CO）に対してBSA補正を行うため，PVRI=PVR×BSAとなることに注意する］であればNOや酸素負荷による肺血管拡張能（PVRの低下）を参考にして短絡閉鎖が検討される。
  3）これらを満たさない高度のPAHでは閉鎖術は禁忌とされるが，近年ではPAH薬を用いることにより上記を満たせば，短絡閉鎖が可能とするtreat and repairが行われるようになってきている。high flow PHに対するPAH薬は肺血流量をさらに増加させ，うっ血を助長させるため禁忌である。

- 経皮的閉鎖術が可能な二次孔欠損型のASDやPDAの場合には，Qp/Qs＜1.5であったとしても心エコーなどにより容量負荷所見が明らかであれば治療の適応となる。ただし，PAPVRの合併のASDの場合には経皮的閉鎖術は原則不可となるため，必ずPAPVRの有無を評価しておく。
- その他，血行動態に影響する弁膜症や構造異常を合併すれば，Qp/Qs＜1.5の小さな欠損孔であっても治療の対象となる。例えば，高度のTRを合併したASD，有意な右冠尖逸脱と容量負荷を生じている大動脈弁逆流（AR）を合併したVSD（漏斗部欠損型），右室内圧較差で30～50mmHg以上の右室二腔症（DCRV）を合併したVSD（膜性部欠損型）などである。

修復術後の複雑ACHDのカテ結果の評価と治療選択の判断[3,4)]

- 狭窄病変であれば圧負荷，逆流病変であれば容量負荷がかかっていると判断されれば治療の適応となるが，後天性心疾患のように具体的なcut-off valueがあるものは少ない。
- 基本的に左心系（体循環系）の問題に関しては，後天性心疾患の適応に準じる。ただし，体心室右室疾患などでは圧負荷や容量負荷に弱いため，体心室左室の適応よりも軽くても治療の適応となることが多い。
- 大動脈縮窄症：圧較差≧20mmHgで治療を検討。
- 肺動脈弁狭窄（Rastelli弁含む）：無症状であればRVSP≧80mmHgもしくは圧較差≧50mmHgで，有症状であればRVSP≧60mmHgもしくは圧較差≧30mmHgで治療を検討。
- 肺動脈弁逆流：拡張期肺動脈圧と右室拡張末期圧の一致，右室圧のdip and plateau化などが重症肺動脈弁逆流の指標になる。最終的にRVEDVI≧150～170mL/m^2の右室拡大やRVEF≦45～50％の右室機能低下を認めれば治療を検討。
- 不整脈を有している場合には，電気生理学的検査を行い，不整脈の誘発性や機序の同定を行う。修復術後の不整脈は切開線を回旋するリエントリー性の機序のものが多い。

心カテのTips / Pitfalls

サンプリングエラーとミスを防ぐ

- 緊張による過換気や過度の鎮静により，呼吸性の酸塩基平衡に狂いが生じると，不正確な結果になる。
- 従って，患者の状態を確認するとともに検査開始時に血液ガスで酸塩基平衡（pH）に異常がないかを確認してからサンプリングを開始する。
- 患者の状態が変化すると血行動態が変化するので，迅速なサンプリングが必要。アプローチが困難な部位から開始する。
- 心カテ後にサンプリングミスが発覚したり，計測結果が予測した血行動態とまったく異なる結果に気付いてもやり直しがきかない。
- できるだけ多くの部位からサンプリングし（筆者らはどのような疾患においても後述する心カテプロトコルの内容を最低限のルーチンワークとして血行動態の評価を行っている），心カテ中から血行動態を計測し，結果に違和感があれば再度サンプリングを行う。

狭窄病変の評価における注意

- ACHDにおいて狭窄部位は弁そのものだけでなく，弁下・弁上狭窄の可能性もある。
- pull backでは段階的に圧較差が確認されることがあるため，pull backは緩徐に行い，どの部位でどの程度の圧較差があるか評価することが大切である。
- 狭窄部の通過血流量が多いと狭窄度を過大評価することを念頭に入れて，狭窄の程度を解釈する必要がある。

複雑ACHDの心カテレポートの記載に際しての注意

- 複雑ACHDの場合には，体心室が解剖学的右室であったり，体心室房室弁が解剖学的三尖弁であったりと，構造が複雑である。
- 心カテレポートに解剖学的名称を間違って記載をして，間違って血行動態が解釈されてしまう可能性がある。
- 混乱した場合には，体心室/肺心室や体心室房室弁/肺心室房室弁などと，血行動態が理解できるように工夫して記載することが大事である。

文献

1）Veeram Reddy SR, et al：Invasive hemodynamics of adult congenital heart disease：From shunts to coarctation. Intervent Cardiol Clin, 6：345-358, 2017.

2）Galiè N, et al：2015 ESC/ERS Guidelines for the diagnosis and treatment of pulmonary hypertension：The Joint Task Force for the Diagnosis and Treatment of Pulmonary Hypertension of the European Society of Cardiology（ESC）and the European Respiratory Society（ERS）：Endorsed by：Association for European Paediatric and Congenital Cardiology（AEPC），International Society for Heart and Lung Transplantation（ISHLT）. Eur Heart J, 1：67-119, 2016.

3）Baumgartner H, et al：ESC Guidelines for the management of grown-up congenital heart disease（new version 2010）. Eur Heart J, 31：2915-2957, 2010.

4）日本循環器学会ほか編：成人先天性心疾患診療ガイドライン，2011年改訂版. JCS, 2011.

CHECK!

先天性心疾患　心カテプロトコル

▶カテ前準備

- SpO₂の確認：右左短絡を疑う場合（SpO_2＜95％など）は，末梢ルートにエアーフィルターを連結する。
- 静脈ライン：18G留置針で左上腕にキープする。できる限り，カテ前の容量負荷はしない。
- 穿刺部の選択：側面造影を予定するか？ 幼少期のカテ歴や手術歴はあるか？
- 病態のカテ前把握
  - a）病変の詳細：短絡？ 狭窄？ 逆流？ 心機能低下？ 側副血管？ 冠動脈？
  - b）不整脈の有無：心房性？ 心室性？
  - c）抗菌薬投与の必要性：感染性心内膜炎のリスク評価

▶カテ室準備

- 留置用シース：静脈シース（6Fr）×1本，動脈シース（5Fr）×1本
- カテーテル：Swan-Ganzカテーテル（6Fr），pig-tailカテーテル（5Fr）。右室造影をする場合はBermanカテーテル（6Fr）

▶カテーテル検査（Fick法の場合）

①穿刺後に穿刺部動脈シースから血液ガスを採取→pHが正常かを確認する。
②ゼロ点を合わせる。
③右心カテ検査：（LUPV→LA→high SVC→）low SVC→RA→IVC（→RV inflow）→ RV apex（→RV outflow）→mPA→rPA→rPA wedge→lPA→lPA wedge位で血液ガス採取と圧測定。Rt/ltPA→mPAとmPA→RV outflow→RV inflowまで引き抜く。必要に応じてRA→IVC/SVCの引き抜き圧記録を加える。
④左心カテ検査：LV→aAo→dAoの順に血液ガス採取と圧測定を行う。それぞれの間で引き抜き圧記録を加える。
⑤サンプリングした血液ガスデータをその場で検討する。
・O_2 step up（5％を目安）の有無とその部位：心房位？ 心室位？ 肺動脈位？
・Qp/QsとPVRは？
・カテ前の臨床所見と整合性を確認する。
⑥PVR高値（＞4～5WUが目安）であれば，急性肺血管反応性試験を考慮（酸素＞10L/分やNO 20ppmなど）。反応試験開始後5～10分程度で再度，圧測定とサンプリングを行う。
⑦Bermanカテーテルもしくはpig-tailカテーテルで右心系の造影，pig-tailカテーテルで左心系の造影検査を行う。
⑧不整脈を有する場合には，必要に応じて電気生理学的検査で誘発試験ならびに回路の同定を行う。

両心室ページング急性効果

acute hemodynamic effect of biventricular pacing

小鹿野道雄（独立行政法人国立病院機構静岡医療センター循環器内科）

心カテのポイント

- 一部の施設でのみ行われている手技であるが，両心室ページング治療の効果予測判定に有用である。
- LV dP/dtが両心室ページング中にbaselineより10%以上上昇すれば慢性期の効果が期待できる。
- 心臓再同期療法（CRT）植込み前に，複数の冠静脈洞分枝から候補となる左室ページング部位（最遅延伝導部位）を同定でき，実際のページングによる血行動態変化を評価できるため，最適なCRTの導入が可能となり，かつ植込み術中の負担軽減につながる。

基本病態

- 両心室ページング治療：CRTは症候性慢性心不全患者に対し，人工ページングにより電気的心臓内非同期を是正する治療である[1)]。
- わが国での適応はニューヨーク心臓協会（NYHA）分類Ⅲ～Ⅳ，左室駆出率（LVEF）＜35％，QRS＞120msecであるが，この適応基準を満たしていても約30～40％の患者では期待する効果が得られない，いわゆるnon-responderとなってしまう。
- non-responderの原因として，重症心不全患者の心臓内の電気的興奮伝播は複雑でありページングに対する反応も患者ごとに多様性があることが挙げられる[2)]。
- 実際に適切な左室リード留置部位で両心室ページングを行い，血行動態の急性効果を測定することでCRTの適応をより的確にできる[3)]。

心カテの適応

- CRTを検討している患者

手法

①カテーテル留置

1)左橈骨動脈または大腿動脈よりガイディングシース(4Fr)，右大腿静脈よりガイディングシース(5Fr)を2本とSL2*ロングシース(8Fr)を留置する。

2)動脈シースより左冠動脈造影を行い，静脈相で冠静脈洞分枝・入口部を描出する(**図1**)。

3)動脈シースよりLV dP/dt測定のためのpig-tailカテーテルを左室へ留置する(**図2**)。

4)ガイドワイヤー(0.035inch)をSL2シースへ挿入し，冠静脈洞の造影写真を基に冠静脈洞内へ挿入。ガイドワイヤー(0.035inch)に沿ってSL2シースを冠静脈洞入口部へカニュレーションする(**図2**)。

5)ガイドワイヤー(0.035inch)を抜去後，SL2シースよりガイドワイヤー(0.014inch)を目標とする冠静脈洞分枝へ留置する(**図2**)。

6)モノレールタイプの電極カテーテル(インターノバ・メディカル社)をガイドワイヤー(0.014inch)に沿わせて目標とする冠静脈洞分枝へ留置する(**図2**)。

7)静脈シース(5Fr)より電極カテーテルを右心耳，右室心尖部へ留置する(**図2**)。

＊SL2シース

• SL2はSwartz™ Braided Transseptal Guiding Introducers SL Seriesの一つで，ロングシースの形状を示す。

• Swartzのロングシースは不整脈疾患に対するアブレーション治療の際に頻用され，SLシリーズは心房中隔穿刺アプローチで左房内のカテーテル操作を行う際に用いる。

• 心房細動のアブレーションでは，SL0かSL1を使用することが多い。冠静脈へのアプローチにはSL2が適している。

②測定

1)自己脈よりもおおむね10bpm高値で心房ペーシングを開始しbaselineのLV dP/dtを測定する(**図3**)。

2)心房ペーシング中のペーシング-QRS開始点までの時間を測定し，自己のQRS波が入り込まないようにペーシング中の心房-心室タイミングを設定する(特殊なプログラミングでなければ100msec前後短く設定する。例えば心房ペーシング-QRS開始点までの時間が280msecであれば180msecで心房-心室ペーシングを行うように設定する)(**図4**)。

3)右室ペーシング，左室ペーシング，両心室ペーシングの順でLV dP/dtを測定し，baselineとの変化を測定する。

心カテデータの解釈

• baselineのLV dP/dtより10％以上の上昇を認めれば，CRTの効果が期待できると報告されている[3]。

図1　左冠動脈造影の静脈相

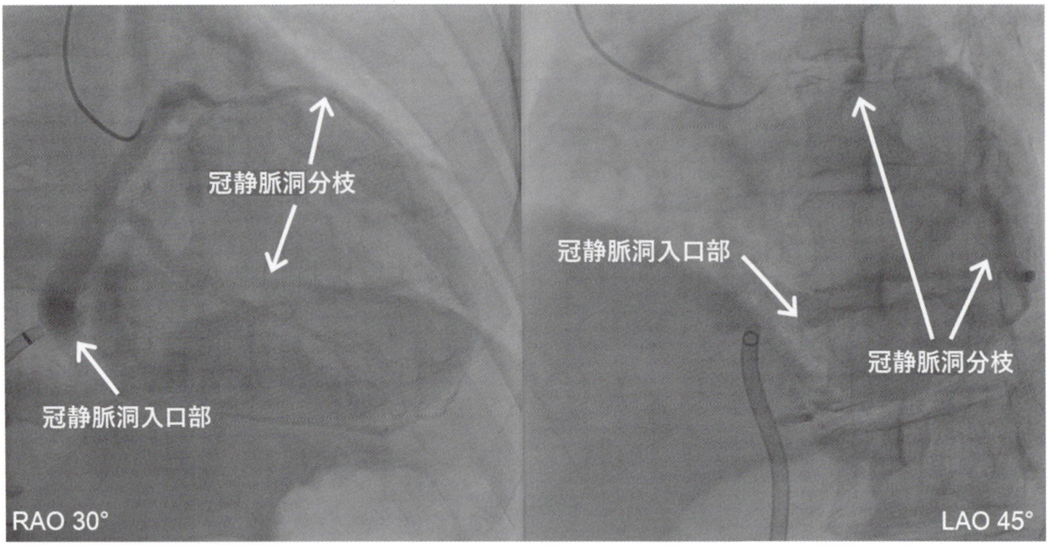

冠静脈洞分枝と入口部が同定できる。

図2　カテーテル配置

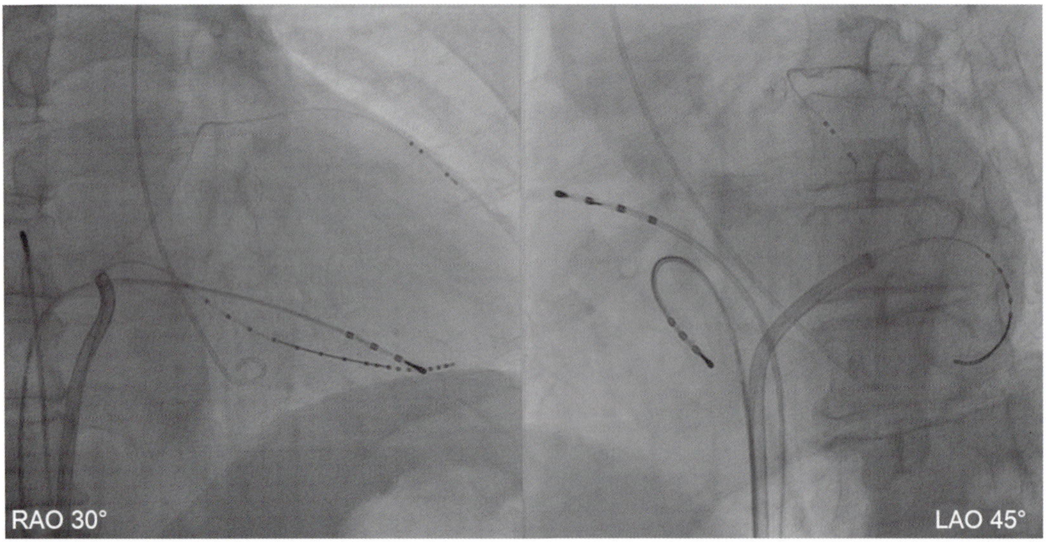

本症例では冠静脈洞分枝の前壁側に4極，後側壁側に18極の電極カテーテルが留置されている。

文献

1）Cleand JG, et al：The effect of cardiac resynchronization on morbidity and mortality in heart failure. N Engl J Med, 352：1539-1549, 2005.
2）Gorcsan J 3rd：Finding pieces of the puzzle of nonresponse to cardiac resynchronization therapy. Circulation, 123：10-12, 2011.
3）Duckett SG, et al：Invasive acute hemodynamic response to guide left ventricular lead implantation predicts chronic remodeling in patients undergoing cardiac resynchronization therapy. J Am Coll Cardiol, 58：1128-1136, 2011.
4）Khan FZ, et al：Targeted left ventricular lead placement to guide cardiac resynchronization therapy: the TARGET study：a randomized, controlled trial. J Am Coll Cardiol, 59：1509-1518, 2012.
5）Gold MR, et al：The relationship between ventricular electrical delay and left ventricular remodelling with cardiac resynchronization therapy. Eur Heart J, 32：2516-2542, 2011.
6）Singh PJ, et al：Left ventricular lead position and clinical outcome in the multicenter automatic defibrillator implantation trial-cardiac resynchronization therapy（MADIT-CRT）trial. Circulation, 123：1159-1166, 2011.

図3　両心室ペーシングによる左室血圧（LVBP），LV dP/dtの上昇

baselineのLVBP 83/18 mmHg，LV dP/dt 930，両心室ペーシング中のLVBP 92/18mmHg，LV dP/dt 1174

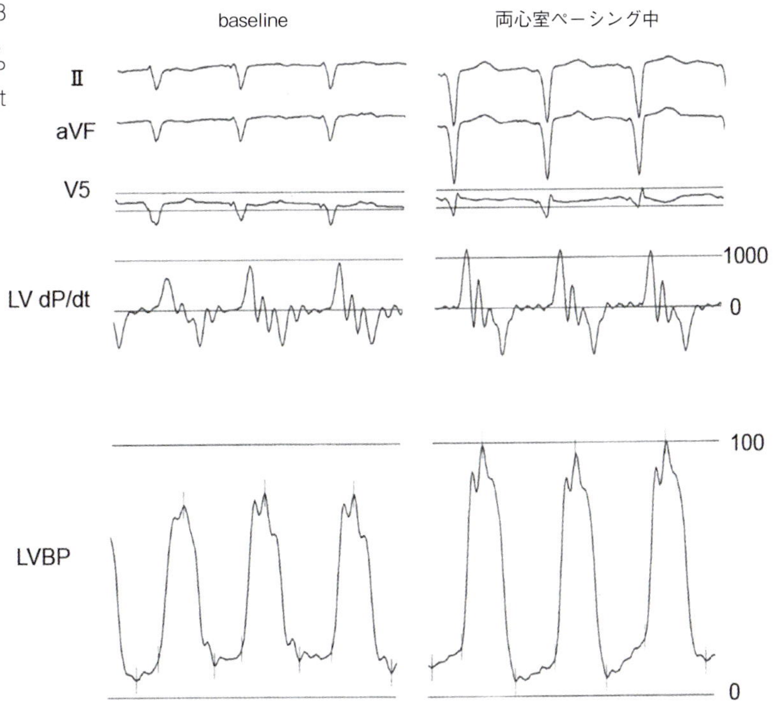

図4　baselineと両心室ペーシング中の体表面および心内の心電図

baselineの心電図所見から，左室内で伝導の遅れている部位かつペーシングで心筋が捕捉できるところを選択し，両心室ペーシングを行っている。左室ペーシング部位のQ-LV時間は125msecであった。

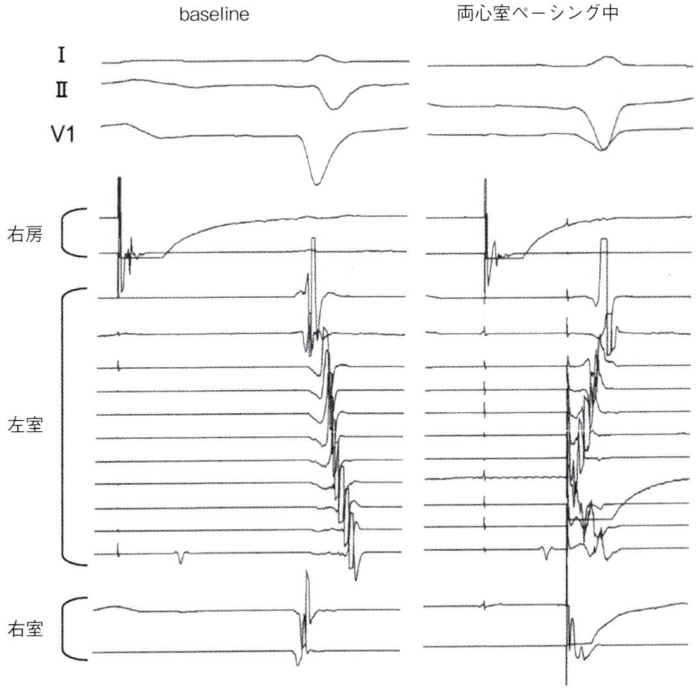

心カテのTips / Pitfalls

冠静脈洞へのカニューレーション

- 初心者の場合，冠静脈洞へのSL2シース留置に難渋することが多い。
- 重症心不全患者では右房拡大のため下大静脈から冠静脈洞入口部までの距離が比較的長いことが原因である。
- 冠静脈洞入口部の造影写真(RAO view)を確認し，下大静脈からの距離が長いと想定された場合，SL2から直接ガイドワイヤー(0.035inch)で冠静脈をとらえるのは困難であり，内胸動脈造影用カテーテル(IMA)を子カテとして用いると冠静脈洞をとらえやすくなる。

左室ペーシングの位置

- 両心室ペーシングの効果を高めるためには，最遅延伝導部位からペーシングすることが望ましい[4)]。
- 心電図で左脚ブロックを示す患者では，冠静脈側壁～後下壁への分枝内の電位が最遅延伝導部位になることが多いため，まずはその部位の分枝を同定し，電極カテーテル留置を試みる。
- カテーテル留置ができたらLV局所電位を記録し，Q波からLV局所電位までの時間を測定する(Q-LV時間)。Q-LV時間＞95msec(記録されたLV電位がQRS波の後方成分を構成しているということ)であれば，両心室ペーシングが有効な遅延伝導部位と考えられる[5)]。
- Q-LV延長部位の同定には背景に左室内伝導遅延があることが前提であり，左脚ブロック症例やwide QRSの症例ではLV dP/dtが10%以上上昇する部位の同定が特に期待できる。
- しかし，右脚ブロックでも左室内伝導遅延を合併していたり，narrow QRSでも局所の電位遅延が存在し，LV dP/dtが10%以上上昇する部位が同定できる症例も存在する。
- 最遅延伝導部位は心尖部よりも心基部側であることが多い。しかし，心基部は高出力でもペーシングが心筋を刺激できないことが多い。
- 一方で心尖部寄りでのペーシングは，右室リードとの距離が近づいてしまい，有効な両心室ペーシング効果が得られない[6)]ことから，総合的にはペーシングが可能な心基部寄りの部位を目標とする。

CHECK!

両心室ペーシング急性効果　心カテプロトコル

▶カテ前準備

- 静脈ライン：鎮静用に左上肢にキープする。
- 穿刺部：動脈－右橈骨動脈もしくは大腿動脈，静脈－右大腿静脈。

▶カテ室準備

- 心臓電気生理学用のラボとLV dP/dt測定ラボ。
- 留置用ガイディングシース：右大腿静脈：5Fr×2本と8Fr×1本（SL2シース），右橈骨動脈 4Fr×1本。
- カテーテル：左冠動脈用カテーテル，LV dP/dt測定用のpig-tailカテーテル，ガイドワイヤー（3.5Fr），右房・右室用の電極カテーテル，ガイドワイヤー（1.4Fr），over-the-wireタイプの電極カテーテル。

▶カテーテル検査

①穿刺：左橈骨に動脈シース（4Fr），右大腿に5Fr×2本，8Fr×1本の静脈シースを留置する。

②左冠動脈造影を行い，静脈相で冠静脈洞の分枝と入口部の位置を確認する。

③左室内にLV dP/dtが測定可能なpig-tailカテーテルを留置する。

④SL2シースを冠静脈洞入口部へガイドワイヤー（3.5Fr）を用いてカニュレーションし，ガイドワイヤー（1.4Fr）を目標とする冠静脈洞分枝へ留置する。そのうえで，ガイドワイヤーをガイドとして電極カテーテルを同部位に留置する。

◆ガイドワイヤー（3.5Fr）がSL2シースから直接冠静脈洞へカニュレーション困難な場合には，IMAを子カテとして使用する。

⑤静脈シース（5Fr）から右心耳，右室心尖部へ電極カテーテルを留置する。

⑥baselineのLV dP/dtを測定後，それぞれのペーシング中のLV dP/dtを記録する。

◆鎮静を行うことでbaselineのLV dP/dt値変動を予防し，正確な測定が可能となる。

IV

疾患病態別心カテプロトコル

植込み型VADの調整

pump speed optimization of implantable VADs

藤野剛雄（九州大学大学院医学研究院重症心肺不全講座）

心カテのポイント

- 植込み型心室補助人工心臓（VAD）装着後の血行動態最適化のために，回転数を変更しながら血行動態の評価を行う。
- 必要に応じて，回転数調整のみならず生食負荷や急性肺血管反応性試験を行い，降圧薬・利尿薬の変更，肺血管拡張薬の導入など血行動態に関する全般的な調整を行う。
- 回転数調整の際には，心エコーによる評価も並行して行うことが望ましい。
- 抗凝固療法施行中であるため，出血性合併症には十分に注意する。

植込み型VADについて（図1）

- 植込み型VADは，内科的に治療困難な重症心不全患者の予後を劇的に改善させることが証明されている[1]。
- 保険上，現在わが国では心臓移植待機中の重症心不全患者に限って使用可能である。植込み型VADの永久使用（destination therapy）の治験が進行中（2017年11月現在）であり，将来的には大幅な患者数の増加が予想される。

心カテの適応

①心カテの必要性

- 植込み型VADの補助流量は，VADの前負荷・後負荷・回転数および心拍数に依存して変化する。植込み型VADの力を十分に発揮し，患者の血行動態を改善するためには，これらの適正化が不可欠である。
- 回転数が低すぎる場合には左心不全やポンプ内血栓を生じるリスクがある。
- 回転数が高すぎる場合には，中隔が脱血管側に接触し脱血不良や不整脈を生じやすくなり，また補助が長期にわたる際に右心不全や大動脈弁逆流を生じるリスクが高まる。

- これらを考慮し，適切な回転数に設定するために，右心カテ・回転数調整を行う。
- 具体的な右心カテ・回転数調整のプロトコルは機種によって異なるが，ここでは世界的に最も使用頻度が高いHeartMate Ⅱ®(Abbott社)を例として記述する(**図1**)。

②心カテの適応

- 植込み型VAD装着後の右心カテの適応は，国際心肺移植学会のガイドラインに明記されている(**表1**)[2]。

③心カテの時期

- 植込み型VAD装着術後急性期，自覚症状やほかの検査所見から血行動態の悪化が疑われる場合には右心カテ・回転数調整を行う。
- 植込み型VAD装着手術の影響がなくなり全身状態が安定したころに，右心カテ・回転数調整を行う。

図1　植込み型VAD(軸流タイプ)の模式図

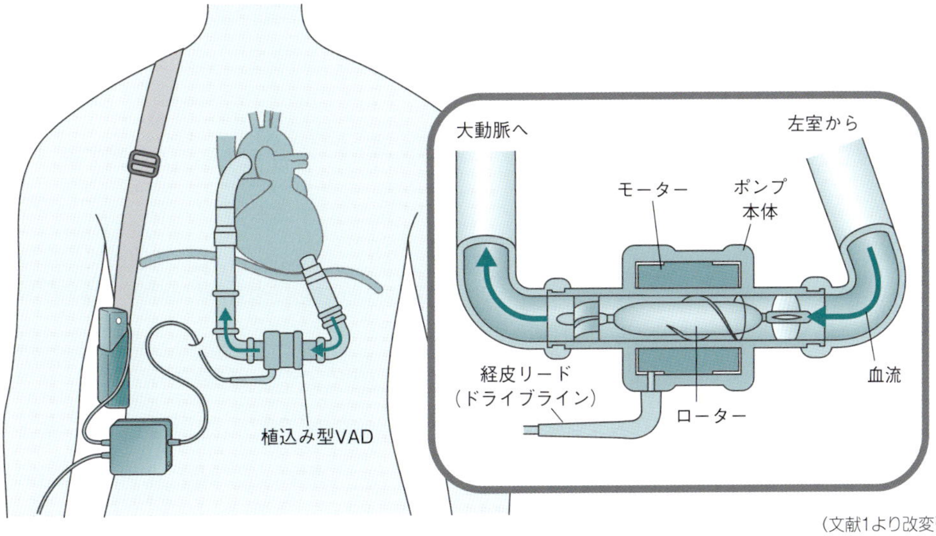

(文献1より改変引用)

表1　植込み型VAD装着後の右心カテ検査に関する推奨

Class Ⅰ
1. 植込み型VAD装着後，心不全症状が持続するもしくは繰り返す場合，右心不全やデバイス機能不全を評価するために右心カテ検査を行う(エビデンスレベルB)。 2. 心臓移植待機中の患者に，定期的に右心カテ検査を行う(エビデンスレベルA)
Class Ⅱa
1. 植込み型VAD装着後の心機能改善の評価のために右心カテ検査を行い，植込み型VADの離脱可能性の評価を行う(エビデンスレベルC)

(文献2より改変引用)

- 当院では術後約1カ月ごろに行うことが多いが，術後経過により異なる。術後の強心薬サポートが終了しており，体液量が適正化したと考えられることが，施行時期の目安となる。
- 検査時には多量の胸水貯留がないこと，血圧が適切にコントロールされていること（平均血圧で80mmHg以下が目標）も重要となる。
- また抗凝固療法が適切な範囲となっていることも確認する。
- 術後退院前に回転数を決定した後，当院ではルーチンでのフォローアップカテーテルは行っていないが，心臓移植待機中の場合，ガイドライン上は定期的な肺動脈圧のモニタリングが推奨されている（肺高血圧症は心臓移植後の予後不良因子となるためである）[2]。
- また，外来管理中に血行動態が不安な時には躊躇せずに右心カテ・回転数調整を行ったほうがよい。
- 国内でも，1年ごとのフォローアップカテを継続している施設もある。

心カテ検査の実際

①心エコーの併用

- 適切な回転数を決定するためには，右心カテによる血行動態評価と併せて心エコーによる形態評価，弁逆流の評価が欠かせない。
- 右心カテ施行時には心エコーを併用し，少なくとも**表2**の項目について確認する。
- ただし，カテ室での心エコー評価には限界があるため，当院では別途心エコーによる回転数調整を心エコー検査室で施行している。
- その際の検査項目については，植込み型VADの心エコーに関するガイドラインを参考にする[3]。

②負荷試験

- 前負荷不足が疑われる場合（肺動脈楔入圧＜10mmHg）は，水負荷試験を行い心係数の変化を確認する。プロトコルは過去の報告に従い，生理食塩水10mL/kgを15分で投与することとしている。水負荷試験に伴う血行動態の変化は，右心不全の検出にも有用である[4]。
- 肺血管抵抗が高値（3Wood単位以上）の場合は，急性肺血管拡張試験を行い，肺血管抵抗の可逆性および心係数の増加を確認する。当院では一酸化窒素（NO）20ppmを10分間投与している。

③結果の解釈と回転数の設定

- 植込み型VAD装着後にもかかわらず低心拍出状態である場合は，その原因を検索し対処する必要がある。
- 低心拍出状態の原因となりうる病態を**表3**に示す。
- 鑑別のためには，回転数変更に伴う血行動態の変化，負荷試験，心エコー，造影CTなども参考にして総合的に判断する。
- 最適な回転数の設定方法について決まったプロトコルはないものの，過去の報告が参考になる[5]。

- 基本的には，①心係数が保たれる（2.5L/分/m^2以上）こと，②大動脈弁が開放していること，③過度の心室中隔の偏位がないこと，を満たすような最低限度の回転数とするべきであるが，大動脈弁の開放は達成できないことも多い。
- また，ポンプ内血栓予防の観点からは8600rpm未満は避けるべきという提唱もある[6)]。
- 現実的には，体格にもよるが8400～9200rpm程度で様子をみることが多い。
- 右心カテの結果を受けて，回転数のみならず降圧薬・利尿薬の変更，肺血管拡張薬の導入など血行動態に関する全般的な調整を行う必要がある。

表2　右心カテ検査中に心エコーで確認するべき項目

左室径
脱血管の位置と加速血流の有無
心室中隔の偏位の有無
大動脈弁開放の有無
大動脈弁逆流の程度
僧帽弁逆流の程度
三尖弁逆流と右室拡大の程度

（文献3より改変引用）

表3　植込み型VAD装着後の低心拍出状態の主な原因

左心不全 　ポンプ機能不全 　脱血不良 　送血管狭窄 　大動脈弁逆流 　体血管抵抗高値
右心不全 　右心機能低下 　頻脈性および徐脈性不整脈 　三尖弁逆流 　肺血管抵抗高値
体液量不足

心カテのTips / Pitfalls

抗凝固および穿刺に伴う注意点

- 植込み型VAD装着後は，抗血小板療法＋抗凝固療法が必要となる。右心カテの際，この両者は継続したままで検査を行う。過度の抗凝固状態となっていないか，術前に確認する必要がある。
- 植込み型VAD装着後は脈圧が小さいため，動脈拍動を蝕知することが困難であることが多い。抗凝固療法を継続中であり，動脈の誤穿刺に伴う出血性合併症のリスクが高い。穿刺の際はエコーガイドで行うべきである。
- 右心カテ・回転数調整施行中，通常は追加のヘパリン投与は行わない。ただし，離脱テストなどで回転数を8,000rpm未満まで低下させる際にはヘパリン追加を考慮する。

外来移行後の注意点

- 最適な回転数は，最初の設定値からときとして変化することに注意が必要である。
- 長期にわたる補助中には，大動脈弁逆流の増加，右心不全の進行，ポンプ血栓症などが原因で血行動態が変化することがありうる。
- 外来管理中は，自覚症状や身体所見，胸部X線検査，心電図，BNP値や心エコーを経時的にフォローし，血行動態の変化に早期に気が付くよう慎重に管理する必要がある。
- 血行動態の変化が疑わしい場合には，入院のうえで右心カテのフォローと回転数の再調整が必要である。

文献

1）Slaughter MS, et al：Advanced heart failure treated with continuous-flow left ventricular assist device. N Engl J Med, 361：2241-2251, 2009.
2）Feldman D, et al：The International Society for Heart and Lung Transplantation Guidelines for mechanical circulatory support：executive summary. J Heart Lung Transplant, 32：157-187, 2013.
3）Stainback RF, et al：Echocardiography in the management of patients with left ventricular assist devices：Recommendations from the American Society of Echocardiography. J Am Soc Echocardiogr, 28：853-909, 2015.
4）Imamura T, et al：Late-onset right ventricular failure in patients with preoperative small left ventricular after implantation of continuous flow left ventricular assist device. Circ J, 78：625-633, 2014.
5）Slaughter MS, et al：Clinical management of continuous-flow left ventricular assist devices in advanced heart failure. J Heart Lung Transplant, 29：S1-S39, 2010.
6）Maltais S, et al：Prevention of HeartMate Ⅱ pump thrombosis through clinical management：The PREVENT multi-center study. J Heart Lung Transplant, 36：1-12, 2017.

CHECK!

植込み型VAD　心カテプロトコル

▶カテ前準備

• 穿刺部：内頸静脈もしくは大腿静脈（エコーガイド下で穿刺を行う）

▶カテーテル検査

①穿刺：静脈シース*（7Fr）を留置し，Swan-Ganzカテーテル（6Fr）を挿入する。

* シースをカテーテルより1Fr大きいサイズにしておくと，水負荷試験に対応しやすい。

②右心カテ検査：SVC（頸からの場合）もしくはIVC（大腿からの場合）→RA→RV→PA→PAW→PAでoutput測定*。同時に心エコー検査を行う。

* 測定値の重要性から，まずPAWから順次引き抜く場合もある。

③VAD回転数調整

• 回転数は，200rpmごとに変更可能である。各回転数では2分以上待った後に，各種パラメータ測定および心エコー検査を行う。
• 心係数が2.5L/分/m^2以下となるまで回転数を低下させる。
• 心室中隔の偏位や心室性不整脈の増加が見られるまで回転数を増加させる。

◆前述した基準に基づき，回転数を決定する。

④急性肺血管反応性試験

• 肺血管抵抗が3WU以上であった場合には，NO負荷試験を考慮する。
• NO 20ppmを10分間投与した後，各種パラメータ測定および肺血管抵抗算出を行う。

⑤水負荷試験*

• 前負荷不足（肺血管楔入圧＜10mmHg）に伴う低心拍出状態が疑われる場合には，水負荷試験を行う。
• 生理食塩水10mL/kgを15分で投与する。
• RA圧をモニタリングしながら，投与量は適宜増減してもよい。

* 動脈拍動が触知困難かつ抗凝固療法施行中であるため，動脈穿刺に伴う合併症のリスクが高い。
通常の右心カテ・回転数調整では動脈穿刺は施行しない。
ただし，離脱テストのように動脈圧の正確な測定が望ましい場合には慎重に圧ラインを留置する。

* 必要であれば冠動脈造影や大動脈造影は施行可能であるが，左室内にガイドワイヤーが侵入しないよう厳重に注意する。
また，特に大動脈が閉鎖している症例ではValsalva洞に血栓を形成していることも多いため，あらかじめ造影CTや経食道心エコーで確認しておくことが望ましい。
左室造影は施行不可能であるが，必要な場合は肺動脈造影にて対応する。

IV

疾患病態別心カテプロトコル

VADオフテスト

off-test of ventricular assist device

中本　敬（大阪大学大学院医学系研究科循環器内科学）

心カテのポイント

- 左室補助人工心臓（LVAD）装着患者が，LVAD離脱をできるか推定するために行う。
- 検査自体は通常の右心カテ検査と大きな差異はない。
- 心室補助人工心臓（VAD）のサポートを徐々に低下させ，体外式であれば完全にオフに，植込み型であれば可能な限り最小限のサポートまで下げた状態で血行動態を評価する。
- さらに水負荷によって左室前負荷を増加させた際の血行動態の変化を観察する。
- 現段階では水負荷も含めたオフテストの結果でLVADを離脱することはエビデンスに乏しく，結果の解釈には注意を要する。

心カテの対象と目的

- LVAD装着後，LVADによる左室減負荷，心筋保護薬導入の結果，心機能が改善しLVADから離脱可能な症例が存在する[1)]。
- 感染などの理由によりLVADを離脱しなくてはならない症例も認める。
- LVADから離脱した後の心不全再増悪を予測するためにLVADオフテストを行う。
- 検査のタイミングとしては，当院ではLVAD装着後にβ遮断薬を最大量（カルベジロール20mgもしくはビソプロロール5mg）まで導入後3カ月を目途にオフテストを行っている。
- また，LVAD感染などで早期な抜去が必要な症例に関しては適宜オフテストを行う。
- LVAD装着時に大動脈弁逆流（AR）を認め，大動脈弁を閉鎖している症例は，LVADの補助を下げても大動脈弁から自己の心拍出が得られないため適応外である。

LVADオフテストでの個別対応や工夫点

- Swan-Ganzカテーテル（7Fr）を用いる場合，後述する水負荷をシースのサイドアームから行うために，シースは少し大きい8Frのものを使用する。

- もともとヘパリンを持続静注している症例は，テスト直前の時点で活性凝固時間(ACT)を測定。
- ヘパリンが投与されていない症例は，3000単位をボーラス投与し，ACTを測定する。
- 植込み型の場合はACT 250秒，体外式の場合はACT 300秒を目標に適宜ヘパリンを追加しコントロールする。
- 右心カテ時には，心エコー観察とともに，LVADの消費電力やflow，PI値などを記録しておく。
- 一通り計測を終えた後，補助回数もしくは回転数を徐々に下げていく。
- NIPRO型体外式VADの場合は補助回数を元の設定→60回/分→30回/分と下げていき，最終的には完全にオフとする。
- 装置を完全に停止させた後は，緊急時用の手動ポンプを15秒間に1回手押しで駆動させ，最低限の流量を保持することによりポンプ内血栓の予防を行う。
- 最近は劇症型心筋炎などに対してtemporary VADを用いて補助を行う症例も多く，それらの症例では補助流量を3L→2L→1Lと低下させるが，最終的には回転数を0にはせず，送脱血管を鉗子で咬んで補助を止める。この際も血栓予防の際に15秒ごとに鉗子を開けて回路内に血液を流している。
- 植込み型の場合，例えばHeratMate Ⅱ®(ニプロ社製)であれば元の設定回転数→8,000回転→7,000回転→6,000回転と徐々に回転数を下げていき，各機種で定められた設定可能な最小の回転数へ下げる[HeatMate Ⅱ®は6,000回転/分，EVAHEART®(サンメディカル技術研究所製)は800回転/分，Jarvik2000®(Javik Heart社製)の場合は8,000回転/分(dial 1)]。
- 各段階で設定変更後3分経過したところで再度圧測定を行っていき，血行動態に大きな問題がないかを確認していく。
- 肺動脈楔入圧(PAWP)が元の値より10mmHg上がった症例は，離脱困難と判定し終了とする。

図1　LVADオフテスト時の各ラインや機材の配置

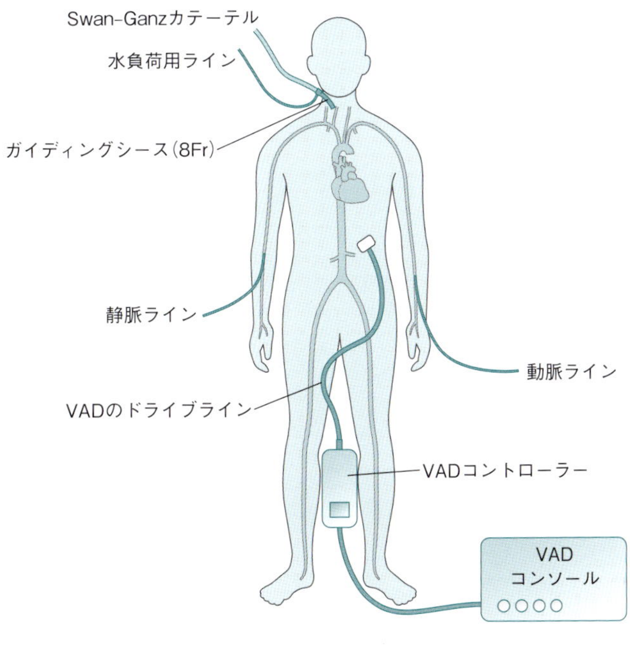

- LVADを設定可能な範囲で最小限の補助とした段階で，再度，圧データ，CO，心エコーの計測を行う。この時点で大動脈弁の開放していない症例は終了する。
- 最低回転数(体外式の場合はオフ)とした状態で水負荷を行う。
- 具体的には生理食塩水10mL/kgを15分かけて頸静脈に留置したシースのサイドアームより投与していく。
- 負荷中，3分ごとに圧測定を行い，肺動脈楔入圧が大きく上昇(目安として負荷前よりPAWPが10mmHg以上増加)するようであれば水負荷を中止する。
- 15分間の水負荷が終了した段階で再度，圧データ，CO，心エコーの計測を行う。
- LVADの設定を元にもどし，圧データを測定する。多くの症例は直後よりPAWPが元のレベルまで低下していることが確認できるが，PAWPが元の数値にもどらない症例は，その後の心不全徴候に特に注意する必要がある。

心カテデータの解釈と治療方針の決定

- 従来，LVADをオフとした状態にて心エコーで計測した左室拡張末期径(LVDd)＜55mmやLVEF＞45%を指標として離脱を検討[2]していたが，個々の症例で血管内volumeの状況は異なり，1ポイントのLVDdやLVEFで自己の心機能を判断するのは不十分という考えから，水負荷を行ってその変化を観察している。
- 定常流の植込み型VAD(HeartMate Ⅱ®，EVAHEART®，Jarvik2000®など)では回路内

表1　実際のLVADオフテスト時の記録(拡張型心筋症例)

VAD (bpm)	baseline (8800)	8000	7000	6000	水負荷3分 6000	水負荷6分 6000	水負荷9分 6000	水負荷12分 6000	水負荷15分 6000	final 8800
HR	84	64	63	66	64	64	62	65	67	61
PA	15/1	21/3	23/4	22/3	25/5	24/5	26/6	26/5	25/5	−
mPA	5	7	8	8	9	10	11	10	11	−
BP	87/61	101/56	115/52	103/41	105/42	111/44	121/46	117/44	118/46	109/62
mBP	71	69	69	57	59	62	65	63	66	76
PCWP	0	0	1	1	4	4	5	6	6	3
RA	0	0	0	0	2	2	3	3	3	−
HM flow	5	−	−	−	−	−	−	−	−	5.3
power	5.9	4.5	3.4	2.5		3	2.9	3	2.5	6.3
PI	6.1	7	7	7.7		5.9	5.8	5.5	6	6.1
CO	6.03			5.06					7.5	
CI	3.78			3.18					4.71	
SV	71.8			76.7					111.9	
LVDd	43			50					51	
LVDs	35			38					38	
EF	36			47					52	
SvO_2	82.8			80.3					82.6	

30歳代，男性。LVAD(HeartMate Ⅱ®)装着から約1年後に実施。この結果をもって，本症例はLVADを離脱したが，その後も心不全再増悪を認めず経過している。

に弁が存在しないため，完全に停止させると大動脈→送血管→ポンプ本体→脱血管→左室とLVAD回路内を血液が逆流するため，本来LVADを離脱した場合と同じ血行動態とならず，LVADを完全にオフした状態での自己心機能を確認することは困難である。

- LVADをオフもしくは最小限の回転数にした状態での心エコーのパラメータに加え，水負荷にて上昇した左室前負荷に対して，どの程度心拍出量が増加するかを確認する。
- 具体的にはPAWPの変化量に対する，COもしくはstroke volumeの上昇を求める。
- この値が高値であれば，離脱後に長期予後が確保できるのではと考えているが，エビデンスを確立するには至っていない。
- 現時点では，あくまで1つの指標であり，LVAD抜去に際しては，エコー所見も含めた各指標で総合的に判断するのが望ましい[3]。

心カテのTips / Pitfalls

通常の右心カテと異なる点

- LVAD装着患者では脈圧が小さく，通常の方法で血圧測定が困難であることも多いため，動脈圧の記録のために侵襲的なラインを要する。しばしば橈骨動脈が触知困難であり，そのため穿刺はしばしば困難であり，適宜，ドプラやエコーガイド下に確保する。
- Jarvik2000®の場合，ポンプ内血栓を予防する目的で64秒ごとに8秒間，自動的に回転数を7,000回転まで低下させるintermittent low speed（ILS）という機能が付いており，圧データなどはILSにかからないように計測を行うよう留意する。

水負荷のpitfall

- 水負荷を行っても，ほとんどPAWPが上昇しない症例が存在する。
- 自己の左心機能が非常に良好なこともあるが，右心機能が高度に低下しているために，右心系から左心系へ十分に血液が送れていない症例もあり，結果の解釈には注意が必要である。

Bi-VAD症例では

- ほとんどのBi-VAD症例は，RVADから離脱してLVAD単独となるか，同時に両方を離脱することとなり，LVADを先に離脱してRVADのみが残ることはない。
- オフテストに関してはRVADをまずオフとし，そのうえで通常のLVADオフテストを行う
- Bi-VAD症例は当然，右心機能が低下している症例が多く，前述のとおり水負荷の結果の解釈には注意が必要である。

文献

1）Müller J, et al：Weaning from mechanical cardiac support in patients with idiopathic dilated cardiomyopathy. Circulation, 96：542-549, 1997.
2）Danidel M, et al：Long-term results in patients with idiopathic dilated cardiomyopathy after weaning from left ventricular assist device. Circulation, 112（9 suppl）：137-145, 2005.
3）Wever-Prinzon O, et al：Cardiac recovery during long-term left ventricular assist device support. J Am Coll Cardiol, 68：1540-1553, 2016.

CHECK!

LVADオフテスト　心カテプロトコル

▶カテ前準備

- 静脈ライン：ヘパリン投与用にキープする。
- 動脈ライン：左橈骨動脈に留置する。脈が触れない症例ではエコーガイド下で穿刺する。
- 穿刺部：右内頸静脈（左でも可）。
- LVADトラブル時に備え，心臓血管外科医と臨床工学技士に声をかけておく。

▶カテ室準備

- 留置用シース：内頸静脈；8Fr×1本
- カテーテル：Swan-Ganzカテーテル（7Fr）
- ACT測定器
- 負荷用の生理食塩水500～1,000mL（体重に応じて）
- 心エコー機器

▶カテーテル検査

①穿刺：内頸に静脈シース（8Fr）を留置し，留置後にヘパリンを投与する。

②動脈圧の記録と右心カテ検査：IVC→SVC（頸からならこの逆）→RA→RV→PA→PAW→PAでoutput測定*。測定終了後再度PA位までカテを上げる。Jarvik2000®では，ILS時の測定を避ける。

*測定値の重要性から，まずPAWから順次引き抜く場合もある。

③心エコー記録：LVDd/Ds，LVEF，A弁開放，AR，MRの有無を確認する。

④ACTが目標値（体外型 300秒，植込み型：250秒）：目標値まで達成していることを確認する。

⑤LVAD補助回数/回転数の変更：各機種で可能なレベルまで徐々に下げていく。

⑥再度右心カテ検査：PAW圧が中止基準にかからないかを確認する。

⑦水負荷試験：内頸静脈に留置したシース側管より，生理食塩水10mL/kgを15分かけて投与する。その間，3分ごとに右心カテ（COは不要）を行う。15分後にはCOを含めた右心カテ，心エコーを記録する。

⑧LVAD回転数を元にもどし，再度右心カテ検査：PAW圧が元のレベルまで低下していることを確認する。

V

留置カテの運用

V 留置カテの運用

適応と運用

indication and operation

高木宏治（日本医科大学武蔵小杉病院循環器内科）

心カテのポイント

- Swan-Ganzカテーテルは心機能評価の代表的な検査法として，ベッドサイドから高リスク手術における術中モニタリングまで広く使用されている。
- Swan-Ganzカテーテルは心不全患者管理での総死亡の減少や入院期間の短縮をもたらさないとのメタ解析に基づき，急性心不全管理でのルーチン使用は否定された[1)]。
- しかし，末梢循環不全を正確に評価できる診断デバイスとして，今なおgold standardであり，最近の疫学研究の解析によると，病態把握に困ったとき，評価により予後改善につながることが改めて示唆されている[2)]。
- 肺水腫が心原性か非心原性かが不確かな場合など，病態が明らかでない症例や心原性ショック，肺水腫などの重症例ではSwan-Ganzカテーテルによる評価を考慮する。

Swan-Ganzカテーテルの適応[3,4)]

- 適切な輸液に速やかに反応しない心原性ショック
- 適切な治療手段に反応しない，または低血圧かショック/ニアショックを合併する肺水腫
- 肺水腫が心原性か非心原性かが不確かな場合，その解決する診断法として
- 左心系と右心系の協調性に欠ける心不全
- 心血管作動薬を必要とする重症慢性心不全
- 敗血症のような高い心拍出量，低い体血管抵抗，高い右房圧と肺動脈楔入圧を示す病態
- 劇症型心筋炎や周産期心筋症のような，可逆性収縮不全の病態
- 肺高血圧症患者の鑑別診断と治療効果判定
- 臓器移植患者の術前検査
- 右室梗塞を伴う右冠動脈の心筋梗塞症例

Swan-Ganzカテーテルの慎重使用

- 左脚ブロック
- 三尖弁または肺動脈弁置換術を受けている患者
- 心臓内ペーシングリードの存在
- Swan-Ganzカテーテルの挿入，管理のための適切な技術や設備が整っていない
- 天然ゴム（ラテックス）アレルギーによるアナフィラキシー様症状の経験がある患者

Swan-Ganzカテーテルの測定項目

- 右心内圧（**図1**[5)]）：右房圧（RAP），肺動脈圧，肺動脈収縮期圧（PASP），肺動脈拡張期圧（PADP），肺動脈平均圧（mPAP），肺動脈楔入圧（PAWP）
- $S\bar{v}O_2$：反射式分光光度法による連続混合静脈血酸素飽和度測定
- CCO（continuous cardiac output）/CCI（continuous cardiac index）：熱希釈法の応用によって測定する連続心拍出量/連続心係数
- SVR：全身血管抵抗の連続測定は，ビジランスヘモダイナミックモニターにベッドサイドモニタから平均血圧および右房圧を外部入力することで算出される。

図1　心内圧測定の圧波形

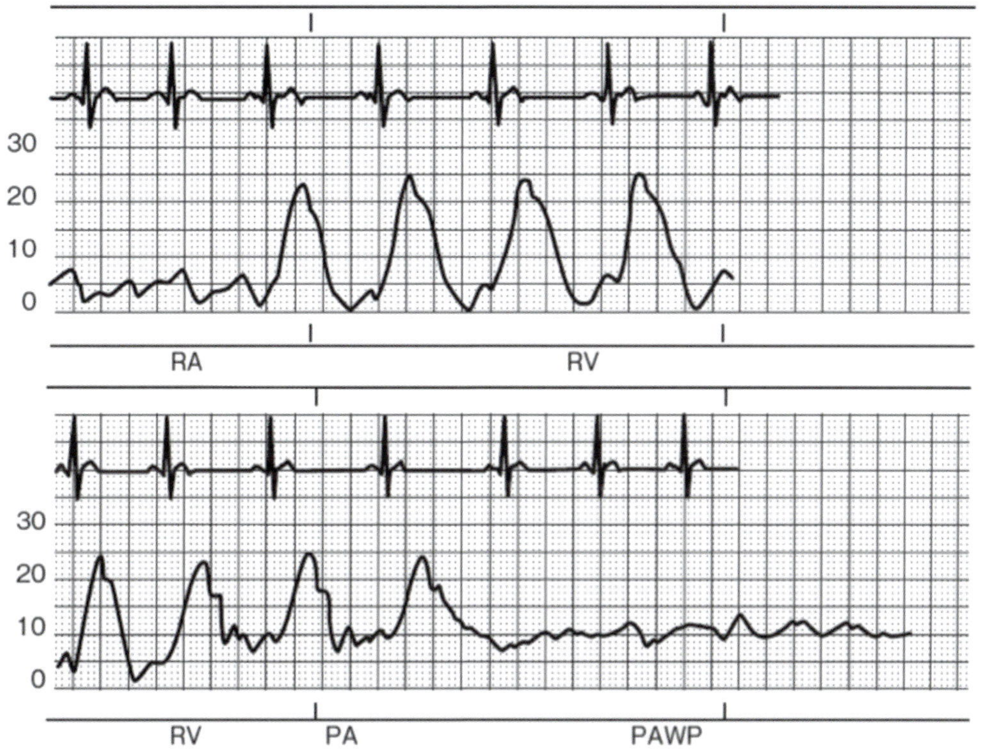

（文献5より引用）

正常値[6)]

①右房圧＜6mmHg
②右室収縮期圧＜25mmHg
③右室拡張期圧＜0～12mmHg
④肺動脈収縮期圧＜25mmHg
⑤肺動脈拡張期圧 0～12mmHg
⑥肺動脈平均圧 10～20mmHg
⑦肺動脈楔入圧＜6～12mmHg
⑧$S\bar{v}O_2$ 70～80%
⑨心係数≧2.5L/分/m^2
⑩全身血管抵抗 800～1,600dyne・sec・cm^{-5}

動脈ライン留置の適応と運用

- 動脈ライン挿入により経時的に酸素化，換気，酸塩基平衡についての情報が分析できる。
- 酸素化を知りたいのであれば，パルスオキシメータによるSpO_2で代用できるのが現実であり，心不全患者の管理において使用しない場合も多い。
- COPDを合併している場合や，低酸素血症のため意識レベルが低下し，呼吸回数減少した場合に換気不全を生じている場合，$PaCO_2$評価目的に動脈ラインは有用である。
- pHの推移の観察や，組織低灌流の評価として乳酸を測定できる。
- フロートラックシステム(エドワーズライフサイエンス社)を使用し，心拍出量がモニタリング可能である。ラインの圧トランスデューサーをフロートラックセンサーに接続し，ビジレオモニタを用いて動脈圧波形解析を行い，CO，SVおよび一回拍出量係数(SVI)，体血管抵抗(SVR)，一回拍出量変動(SVV)を測定できる。
- しかし，フロートラックシステムは大動脈弁閉鎖不全症やIABP，PCPS挿入症例のような動脈圧波形が評価できない例では使用できない。
- 連続動脈圧波形を観察できるため，Valsalva手技によるうっ血の評価が簡便にできる。Valsalva手技のいきみ開始時は血圧が上昇しValsalva手技を10秒間行った後，息を吐いてもらう。いきみ中に血圧の低下がみられない場合，うっ血の残存が示唆される。

中心静脈オキシメトリーカテーテルの運用

- Swan-Ganzカテーテルの感染や血栓リスクから使用頻度は激減したが，中心静脈カテーテルの先端に酸素飽和度測定プローブを装着したプリセップCVオキシメトリーカテーテル(エドワーズライフサイエンス社)が低侵襲かつ長期使用が可能になった。
- 上大静脈に留置して使用するようになっており，上大静脈に流入する静脈血は，両上肢，頭部，頸部，上胸からの静脈血であり，上大静脈血には，心臓，腎臓，肝臓などの重要臓器からの流入がない。通常，$Sc\bar{v}O_2$は$S\bar{v}O_2$よりも低めであるが，ショック時には脳血流を維持しようと代償し血圧低下に対し，まず腹部の臓器の血流が低下し，下大静脈の酸素飽和度が低下する。脳血流を含む上大静脈の酸素飽和度Sc$\bar{v}O_2$低下はそれよりも遅く現れる。Sc$\bar{v}O_2$の低下が起きるときにはすでに重要臓器への酸素供給が不足していることが示唆されるため，Sc$\bar{v}O_2$がS$\bar{v}O_2$の代用になりえるとは断言できない。

心カテのTips / Pitfalls

Swan-Ganzカテーテル留置期間の目安

- Swan-Ganzカテーテルにより血栓，感染のリスクが増加するため，短期間の使用に留める必要がある。添付文書では72時間以内，わが国のガイドライン[7]では5日間を越えないようにと記載されている。
- 以前のカテーテル表面はヘパリン加工されていたが，2016年よりヘパリン加工はされなくなり，以前よりも血栓症に対して慎重にならなくてはならない。
- 初期段階から抜去後の体制作りが必要であり，心エコーをはじめとする非侵襲的検査との互換性をつかみ，早期抜去を目指す。

CCO，S$\bar{v}O_2$測定が不正確となる原因

- 留置カテで測定されるS$\bar{v}O_2$は肺動脈の酸素飽和度を測定しているため，心内シャント疾患ではS$\bar{v}O_2$値は参考にならない。
- そこで，心室中隔欠損症や心室中隔穿孔では右房の静脈血酸素飽和度を参考にし，心房中隔欠損では上大静脈，下大静脈の静脈血酸素飽和度を参考にしている。
- またCCOも熱希釈の原理を使用しているため，真のCCOとはならない。
- 高度三尖弁閉鎖不全症でもCCOは過小評価されてしまう。また，経皮的心肺補助装置(PCPS)症例で留置カテーテルを使用しているケースがあるが，右房から脱血されるため，CCOも正確とはいえない。
- ただし，右心内圧の情報を経時的に得たいのであれば，留置の適応となりえる。
- 冷却または加温した血液製剤の投与は熱希釈の原理からは測定誤差を生む原因であり，また，フットポンプの使用もCCO測定の誤差を生むため，数分間フットポンプを外しての測定を考慮する。

合併症予防

- 肺動脈楔入圧は必要なときのみ測定する。
- また，先端が楔入状態にあるときにバルーンを拡張すると肺動脈破裂や穿孔などの合併症を起こしうるため，必ず圧波形を確認してからバルーンの拡張を行う。

CHECK!

Swan-Ganzカテーテルを用いたカテ検査　心カテプロトコル

▶挿入部位

- 部位：内頸静脈，鎖骨下静脈，大腿静脈
- ブラインドでの挿入の場合：右内頸静脈からのアクセスが直接的に右房に入るため，カニュレーションの成功率が高い。しかし，右房拡大や三尖弁逆流がある場合は右室に進入できないことがある。
- 右室の拡大を認める場合：右室でとぐろを巻き，心室性不整脈の原因となる。
- 肺高血圧のため，肺動脈の拡大を認める場合：バルーンが肺動脈に楔入できないことがある。
- 心室中隔欠損症のようにシャントがある場合：カテーテルが左室に迷入してしまうことがある。
- 肺高血圧，三尖弁逆流，肺動脈逆流，シャントがある場合：特にブラインドでの挿入は困難であるため，透視下での挿入が望ましい。

▶カテーテル検査

①穿刺：内頸静脈；7.5Fr×1本
②ヘパリン入り生理食塩水でカテーテルの内腔をフラッシュする。
③遠位端(黄色ライン)を圧モニタにつなげる。
④バルーンが膨らむかどうか確認する。
⑤カテーテル滅菌スリーブを付ける(忘れがち。⑩まで進んでカテーテルを固定する際に，カテーテル滅菌スリーブを忘れていたことに気が付いて⑥の前からやり直すことになる)。
⑥Swan-Ganzカテーテルのバルーンを膨らませずに15～20cm挿入する。
⑦1.5mLの空気でバルーンを膨らませ(inflation)，遠位ポートの圧をモニタリングしながら心電図モニタの心拍音に合わせてゆっくりとカテーテルを進める。
⑧右房から右室，肺動脈への圧変化を見ながら進める。
⑨肺動脈楔入圧波形が認められたところ(約45cm前後)で挿入をやめる。
⑩バルーンをしぼませ(deflation)，肺動脈波形が再び現れるのを確認する。

文献

1) Shah MR, et al：Impact of the pulmonary artery catheter in critically ill patients：meta-analysis of randomized clinical trials. JAMA, 294：1664-1670, 2005.
2) Sotomi Y, et al：Impact of pulmonary artery catheter on outcome in patients with acute heart failure syndromes with hypotension or receiving inotropes：from the ATTEND registry. Int J Cardiol, 72：165-172, 2014.
3) 日本循環器学会ほか編：急性心不全ガイドライン(2011年改訂版). 日本循環器学会ほか, 2011.
4) Chatterjee K：The Swan-Ganz Catheters：past, present, and future. A Viewpoint. Circulation. 119：147-152, 2009.
5) McGee WT, et al：Quick Guide Cardiopulmonary Care, 5th ed. Edwards Lifesciences, 2015.
6) Longo DL, et al, eds：Harrison's principles of internal medicine, 18th Ed. McGraw Hill Professional, 2011.
7) 日本循環器学会ほか，循環器病の診断と治療に関するガイドライン(2012年度合同研究班報告)：ST上昇型急性心筋梗塞の診療に関するガイドライン，2013年改訂版. 日本循環器学会ほか, 2013.

V 留置カテの運用

ルート管理と機器活用

line management and equipment use

高木宏治（日本医科大学武蔵小杉病院循環器内科）

心カテのポイント

- わが国では留置型肺動脈カテーテルといえば，Swan-Ganzカテーテル（エドワーズライフサイエンス社）のことを指す。
- また，ビジランスヘモダイナミックモニター（エドワードライフサイエンス社）はSwan-Ganzカテーテルから得られる値を計算して持続的にモニタできる機器であり，連続心拍出量（CCO），$S\bar{v}O_2$のモニタリングを基本とし，任意のパラメータを表示することができる。
- これまで，多施設で使用されているビジランスヘモダイナミックモニターは現在販売終了しており，次世代機種であるHemoSphere（エドワードライフサイエンス社）に切り替わる。

ルート管理

- Swan-Ganzカテーテルの基本構造は，先端孔（PA/PAWP用：黄ライン），側孔（RA/CVP用：青ライン），バルーン拡張用（赤ライン）の3つのルーメンと，加温用（サーマルフィラメント），温度測定用（サーミスタ），$S\bar{v}O_2$測定用（オプティカルモジュール）の3つのケーブルからなる（**図1**）。その他，持続薬剤注入用の側孔が追加されるタイプなど，さまざまなバリエーションのものが存在する。
- 圧測定は，青ラインの注入用側孔ルーメン（RA/CVP用）のハブと黄ラインの先端孔ルーメン（PA/PAWP用）のハブをトランスデューサーへ接続し，ゼロ（0）点校正後にモニタリングを開始する。バルーンを膨らませると肺動脈圧（PA）から肺動脈楔入圧に変化する。
- 心拍出量は，サーマルフィラメントコネクターとサーミスタコネクターをモニタリング装置に接続し，CCOをスタートする。
- $S\bar{v}O_2$をモニタする際はオプティカルモジュールコネクターを接続し，先端孔ルーメンから肺動脈血採血をして，そのガス分析データを基に校正を行う。

図1　Swan-Ganzカテーテルの基本構造

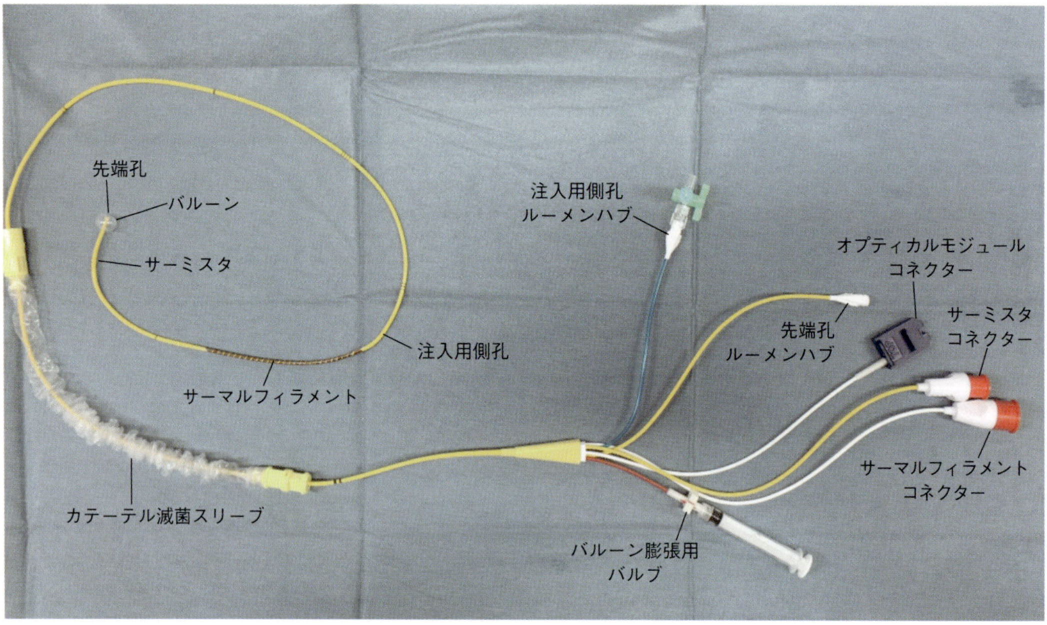

- 圧を測定するトランスデューサーの高さは通常，胸壁の厚みの中点（中腋窩線）と第4肋間の交点の高さに調節する。ベッドを上下させた際には，トランスデューサーの高さを調節し直す必要があり，測定する体位は原則として水平仰臥位が望ましい。
- 感染対策には無菌操作，maximum precaution，閉鎖式回路などの感染予防対策をとることが推奨される。感染を疑う所見があればSwan-Ganzカテーテルの抜去に踏み切る。
- Swan-Ganzカテーテル感染を疑った場合，カテーテル自体よりもシースイントロデューサーの培養が最も感度がよいといわれており，シースイントロデューサーの先端を培養に提出する[1)]。

機器活用

①心拍出量測定

- 熱希釈法やFick法による心拍出量測定は，スポットでの測定が可能である。
- CCOカテーテルの場合，連続的な心拍出量測定が可能。サーマルフィラメントから熱を発生させて血液を温め，その後の温度変化をサーミスタでモニタすることにより，CCOを算出する。

②混合静脈血酸素飽和度測定

- カテーテル先端に内蔵された光ファイバーより，$S\bar{v}O_2$をリアルタイムで連続表示される。混合静脈血を採血して，酸素飽和度とヘモグロビン値を測定し，その値を入力して校正を行う。

- $S\bar{v}O_2$は心拍出量や末梢循環不全の指標となる。$S\bar{v}O_2$はFick法の原理から，

  $S\bar{v}O_2 = SaO_2 - VO_2 / (13.6 \times Hb \times CO)$

  と表され，心拍出量(CO)，動脈血酸素含量(SaO_2)，ヘモグロビン濃度(Hb)，酸素消費量(VO_2)の4因子によって決定される。
- $S\bar{v}O_2$低下の原因がCOの低下であれば循環管理を，また，SaO_2の低下であれば酸素療法の強化，Hbの低下であれば輸血を行うなどの対応が必要であり，最後にVO_2の増加が原因と考えられる場合は，感染対策や解熱，鎮静など酸素消費量軽減を図る。
- 24時間おきにキャリブレーション施行する。患者にカテーテルを挿入して血液を採取し，ヘモグロビン値(HGB)，ヘマトクリット値(Hct)，酸素飽和度を測定してビジランスヘモダイナミックモニターに入力することにより体内キャリブレーションを行う。オプティカル・モジュールは新しいキャリブレーションパラメータで更新され，酸素飽和度の測定が開始される。

③各種圧測定

- 右房圧や肺動脈圧の連続モニタリングが可能である。
- また，定期的にバルーンを拡張させ，肺動脈楔入圧を測定することで左室拡張終期圧を推定することにより，左心機能不全症例や左心系弁疾患症例にも有用である。
- 肺動脈楔入圧では，その圧の数値のみでなく，僧帽弁の逆流が大きい場合はこのv波が増高する。逆にv波の増高がない場合は血行動態的に有意な僧帽弁逆流はないといわれている[2)]。
- 波形変化を観察することで，左心機能評価をすることが重要である。

図2 HemoSphere

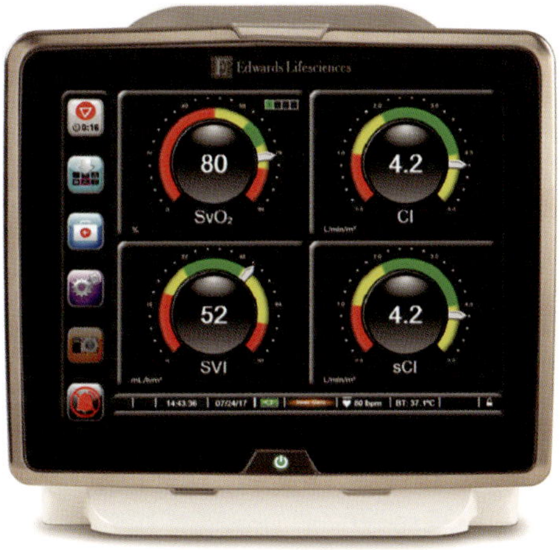

(エドワーズライフサイエンス社提供)

文献

1) Mermel LA, et al : Clinical practice guidelines for the diagnosis and management of intravascular catheter-related infection : 2009 Update by the Infectious Diseases Society of America. Clin Infect Dis, 49 : 1-45, 2009.
2) Snyder RW 2nd, et al : Predictive value of prominent pulmonary arterial wedge V waves in assessing the presence and severity of mitral regurgitation. Am J Cardiol, 73 : 568-570, 1994.

心カテのTips / Pitfalls

圧波形の確認が必要

- カテーテルが深すぎる場合，波形を見ずにモニタの圧測定値だけを見てRA/CVP圧が上昇したと勘違いし，利尿剤投与に踏み切る失態を犯す可能性がある。
- 注入用側孔の位置が深く，圧測定により右室圧が測定される場合は5cmほど引き抜くことで解消される。
- 同様にカテーテル位置が浅くなり，先端がRVに移動し，RV圧をPA圧と勘違いする場合もあるため，モニタの数値のみを信頼せず，圧波形を確認することが大切である。

$S\bar{v}O_2$モニタの注意点

- カテーテルに内蔵された光ファイバーより赤外線と近赤外光を発信し，酸化ヘモグロビン，還元ヘモグロビンに対する反射率から酸素飽和度を測定している。SQI(signal quality indicator)は光の送受信の品質を反映し，カテーテル先端の異常を知らせてくれる。

SQIシグナルの状態が低下する要因と対策

- カテーテル先端が血管壁に接触している場合，先端の位置が動くようバルーンを拡張させたり，少し引いてカテーテルの位置を変えたり，患者の体位を変えて対処する。
- 電気メスを使用している場合もSQI低下の原因となり，電気メスとモニタを離したり，電源コードを異なるACコンセントに差し込むことで対応する。
- 白濁した薬剤(脂肪乳剤など)を静脈投与した際も$S\bar{v}O_2$の信頼性が落ちるため，薬剤投与終了後に再度，評価する。
- ヘモグロビン濃度が大きく変動するような場合，大量輸液に伴う血液希釈，輸血，限外濾過によるヘモグロビン値の変化がある場合，ヘモグロビンアップデートを行う。
- 具体的にはヘマトクリットが6%，またはヘモグロビンが1.8g/dL以上変動した場合に実施する。

ビジランスヘモダイナミックモニターからHemoSphereへの切り替えにあたり

- 慣れ親しんだビジランスヘモダイナミックモニターから新機種であるHemoSphereへと今後，切り替わるにあたり，用語の変更に慣れる必要がある。
- CCO/CCIはcontinuous(連続)の"c"が冒頭にはつかなくなり，CO/CIに変更。スポットで行う冷水注入による熱希釈法で算出されるCOはiCO(intermittent CO)と表示され，「直ちに」を意味するSTATの"s"が冒頭につくsCOは約60秒ごとに測定，1分ごとに更新される直近のCOを示す。
- なお連続心拍出量COの算出はsCOの3～6分間の測定移動平均値である。

非侵襲的検査との互換(心エコー)

compability with a non invasive modality(echocardiography)

瀬尾由広(筑波大学医学医療系循環器内科)

心エコーのポイント

- 各症例において，右心カテと心エコーによる評価結果を相互にフィードバックすることでカテーテル抜去後も心エコーによる血行動態の推測がより正確となる。
- 心エコーによる血行動態の評価は半定量評価に留まるものも多く，計測上の誤差などの問題もある。しかし，ピットフォールを理解して使用すれば評価を大きく誤ることはない。
- 一方で，重症例で状態が改善しない場合は，再度の右心カテ検査による血行動態評価をためらわない。

心エコーの有用性

- Swan-Ganzカテーテルでモニタしている主な指標は「心拍出量」，「肺動脈楔入圧(左房圧)」，「肺動脈圧」，「中心静脈圧」である。
- このうち心エコーで連続変数として一般的に計測されている指標は「肺動脈圧収縮期圧」，「心拍出量」である。
- 左房圧と中心静脈圧に関しては「上昇している」もしくは「正常」の推定である。
- 心エコーの計測および理論上の限界を理解したうえで利用すれば，有用な右心カテの代用ツールである。

心拍出量の評価方法

- 一回拍出量は，Simpson法による「左室容積の変化量[左室拡張末期容積(LVEDV)－左室収縮末期容積(LVESV)]」，もしくは左室流出路(LVOT)におけるパルスドプラ法を用いて求められる。
- パルスドプラ法では心尖部像からの左室駆出血流の時間積分値[LVOT-VTI(速度時間積分値)]と，胸骨傍左室長軸像でLVOTを測定することで一回拍出量が求められる(**図1**)。これに心拍数を掛けると心拍出量となる。

- LVOT-VTIのみだけからも低拍出かどうかの目安となる。LVOT-VTI ＜15cmは低下とされ，通常は頻脈による代償が生じている[1]。
- 経験的にはLVOT-VTI ＜12cmでは循環不全による臓器障害が進行するため，強心薬で循環が維持されなければ大動脈内バルーンパンピング(IABP)などの機械的サポートを必要とすることも多い。

左房圧の評価方法

- 左房圧の推定には僧帽弁流入血流速波形(TMF)，E/e'(TMFのE波/組織ドプラによる僧帽弁輪の拡張早期波)，肺動脈圧，左房容積，肺静脈血流速波形が用いられる。
- 2016年にアメリカ心エコー図学会(ASE)が発表した拡張機能評価ガイドラインからのフローチャートを示す(**図2**)[2]。
- 左房圧上昇のスクリーニングとして，まずTMFを解析する。
- 呼吸不全の原因が「肺うっ血」であれば，通常，左房圧は上昇しているはずであり，TMFは偽正常パターン(0.75＜E/A<1.5)，あるいは拘束型パターン(E/A＞1.5)を呈する。
- 弛緩障害パターン(E/A≦0.75)であれば，心不全以外の原因も念頭に置く必要がある。
- 最も良好に体液量コントロールされている際のTMFを記録しておくと，今後の体液コントロールの指標となる。
- 浮腫や胸水が消失し十分な体液コントロールをしたと考えてもTMFが偽正常パターンもしくは拘束型パターンであれば，「血行動態的うっ血」が解除されていない可能性がある(**図3**)。その場合は，さらなる除水によりうっ血が十分に解除できることが望ましい。
- しかし，注意しなくてはならないのは，それ以上除水した場合，低心拍出量を呈するか否かの判断である。
- 筆者は左房の血行動態を参考にしている。それには，2つある。
- 1つは左房のリザーバー機能が失われ左房コンプライアンスが低下した病態で，きわめて注意が必要である。

図1　パルスドプラ法による一回拍出量の計測法

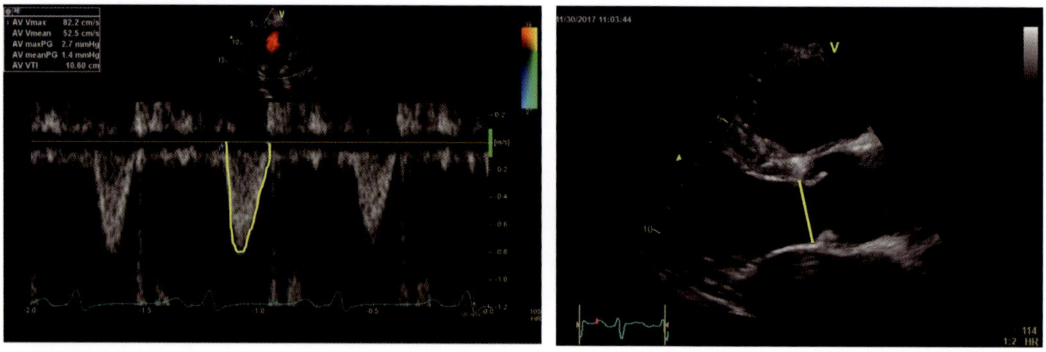

拡張型心筋症の心不全による入院時。LVOT-VTIは10.6cmと低下しており，代償性に頻脈となっている(心拍数 105/分)。LVOT径は収縮中期(大動脈弁の最大開放直後)の時相で測定する。拡大して計測することで測定誤差を減らす。

図2　ASEの提唱する明らかな心機能障害の存在する症例における左室拡張機能・左房圧推定のフローチャート

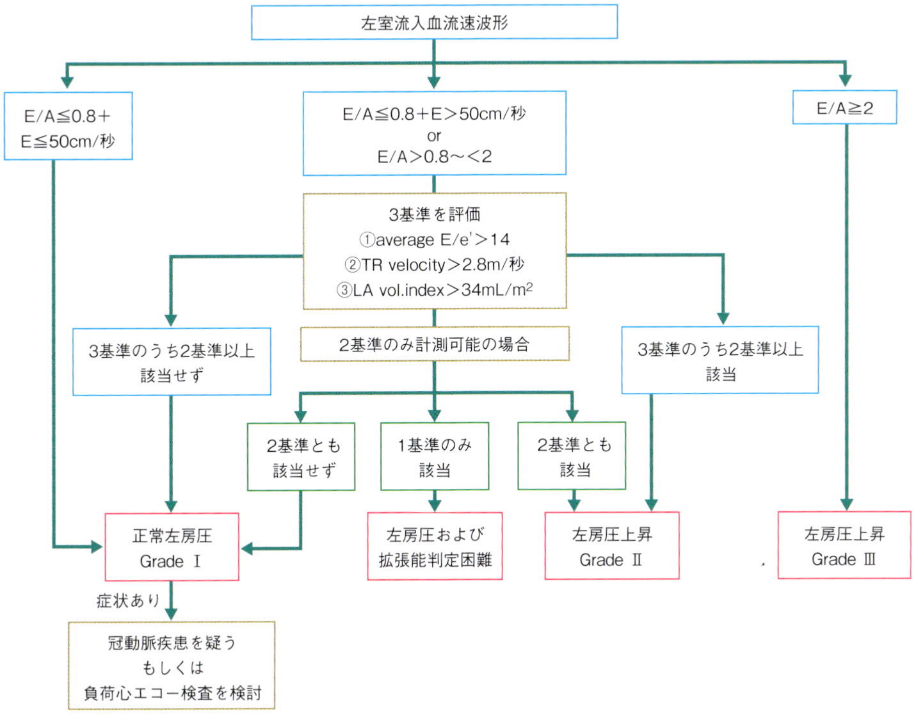

僧帽弁流入血流速波形，E/e'，三尖弁逆流最大血流速度，左房容積係数を用いて左房圧と拡張機能を推定する。

（文献2より改変引用）

図3　僧帽弁流入血流速波形ガイドによる体液管理

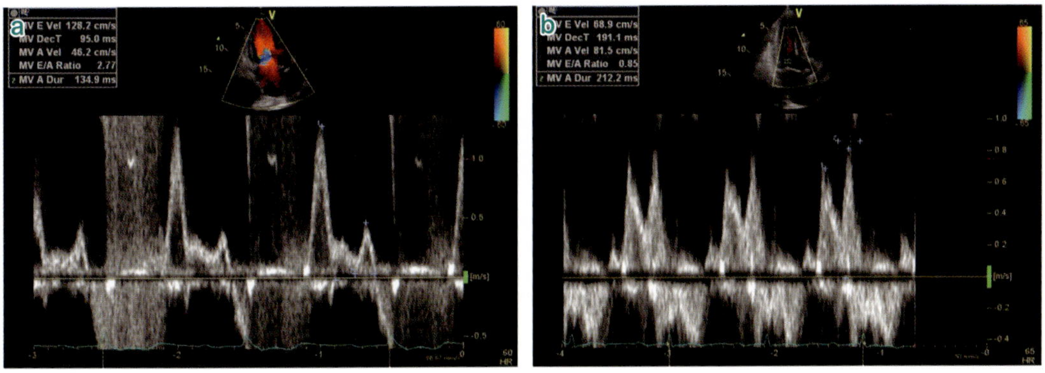

a：胸水と下腿浮腫は消失したが，拘束型パターンを呈しており左房圧上昇が残存していると考えられた。
b：さらに5kgの除水を行うと弛緩障害パターンとなり左房圧は低下したと判断した。

- 同じ拘束性障害でも低心拍出をきたしているか，それ以上の充満圧の低下は一気に低心拍出量をきたす可能性がある。
- 一方，拘束性にもかかわらず左房圧がそれほど上昇していないことがある。いわゆる引きすぎである。それを検出するには肺静脈血流のS波の高さを参考にするとよい（**図4**）。S波が極端に低いか記録できない場合がそのような病態である。

- 一方，S波がはっきりと記録でき，D波と同程度ある場合，拘束性障害であっても心拍出量は保たれており，比較的前負荷変動に対する予備能は高い。
- 新たなASEガイドラインでは，肺静脈血流が軽視されているが，古くからの多くの研究が裏付けたエビデンスであり，心不全の血行動態管理には重要である。

図4　肺静脈血流速波形による拘束性障害の重症度判別

a：肺静脈血流速波形のS波速度も保たれている。
b：S波速度が低下し，前負荷を軽減し，充満圧を低下させる際には注意が必要である。

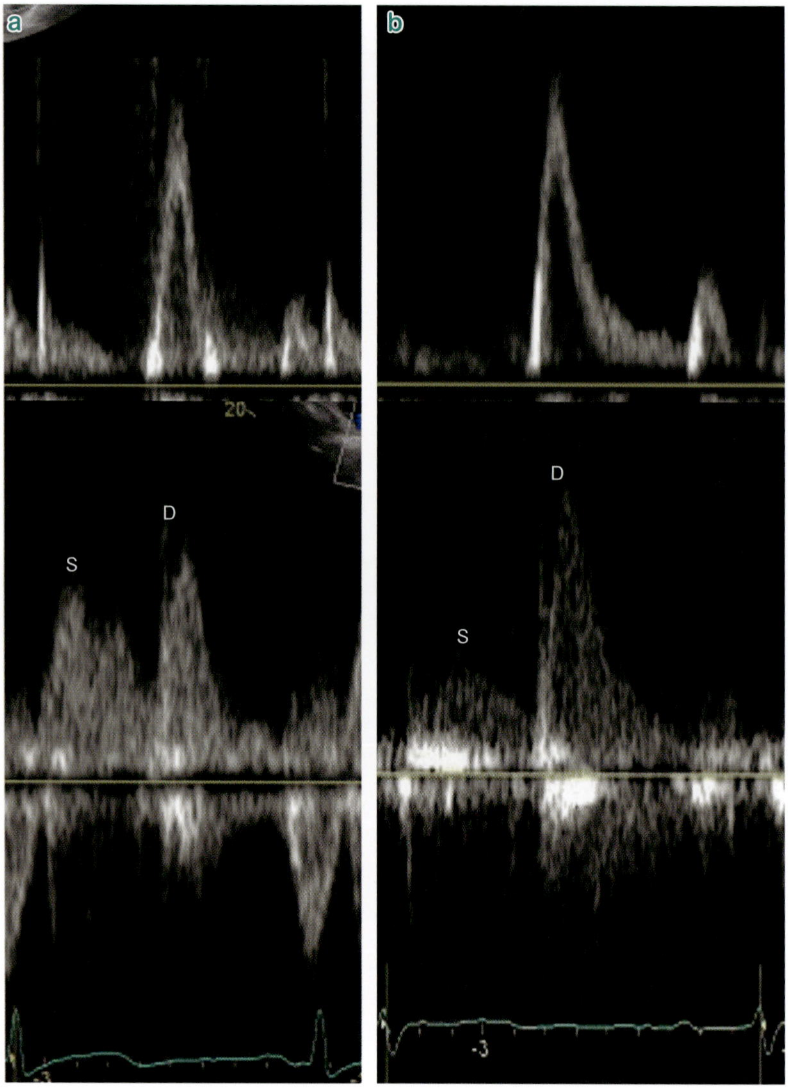

心エコーでの中心静脈圧の評価

- ASEガイドラインでは下大静脈の径(カットオフ値21mm)と呼吸性変動の有無(カットオフ値50%)から，15mmHg(10～20mmHg)，8mmHg(5～10mmHg)，3mmHg(0～5mmHg)の3群に半定量的に分類する方法が提唱されている(**図5**)[3]。
- 体格によりカットオフ値が異なる可能性がある。アジア人では，下大静脈径＞19mmかつ呼吸性変動＜30%が，中心静脈圧＞10mmHgを予測する最も適切なカットオフ値であるとの報告がある[4]。
- 下大静脈径は測定部位により測定値が異なる。右房との合流部から0.5～3cmの部位で肝静脈の流入部を目安に測定する(**図5**)。
- 呼吸性変動の有無はsniffing(においをかぐ動作)による評価が推奨されており，通常呼吸よりも呼吸性変動の検出感度が高い。

図5　中心静脈圧の推定方法

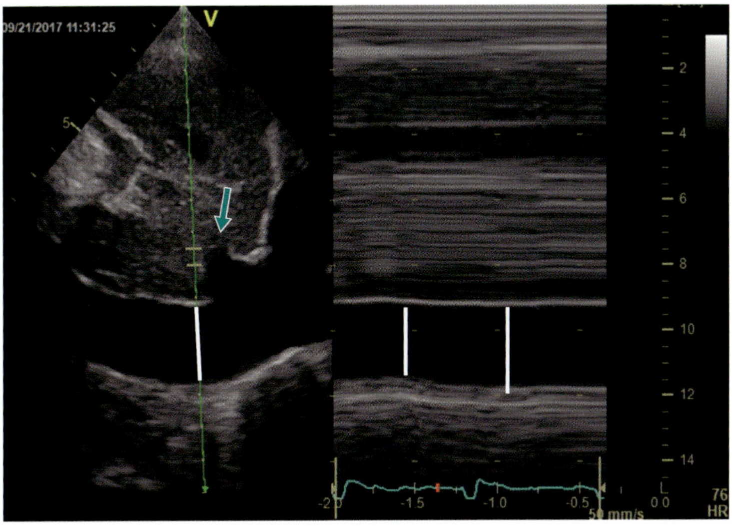

最大下大静脈径(mm)	呼吸性変動(%)	推定右房圧(mmHg)
≦21	≧50	3(0～5)
≦21	＜50	8(5～10)
＞21	≧50	8(5～10)
＞21	＜50	15(10～20)

肝静脈合流部(矢印)を目安に右房合流部から0.5～3cm付近で径を測定する。
sniffingを行い，最大径と最小径から呼吸性変動率を求める。

- 中心静脈圧が高いほど下大静脈は円形となるため参考とする。短軸像における短軸/長径比が0.7を超えている場合，中心静脈圧が10mmHg以上の参考所見となる[5]。
- 中心静脈圧の上昇によって生じる腎うっ血も腎障害の重要な原因である。
- 下大静脈を観察することで，治療中の腎機能の悪化の原因として溢水による腎うっ血の可能性を考慮する必要がある。また，腎臓内静脈ドプラ所見が有用な場合がある[6]。

肺動脈圧の評価方法

- 肺動脈圧の推定は左房圧上昇の推定，さらに右室への後負荷の評価として重要である。
- 推定した中心静脈圧に三尖弁逆流の流速から求められる右房・右室間圧較差(TRPG)を加えることで右室収縮期圧(RVSP)が求められる[中心静脈圧＋4×三尖弁逆流最大流速(TRPG)][2]。肺静脈狭窄がなければ，RVSPが肺動脈収縮期圧(PASP)となる。
- 「平均肺動脈圧＝肺血管抵抗×心拍出量＋平均肺動脈楔入圧」であり，肺動脈圧は従属変数である。何が原因で肺動脈圧が上昇しているかを推定する。
- 心エコー図を用いた肺血管抵抗の推定に確立したものはないが，「肺血管抵抗＝10×(三尖弁逆流最高流速/右室流出路の時間速度積分値)＋0.16(WU)」で求められるという報告がある[7]。

心カテのTips / Pitfalls

心拍出量の評価方法

- 僧帽弁逆流を伴う症例においては「左室容積の変化率＝心拍出量」ではない。高度の僧帽弁逆流を伴う症例では左室容積変化量の4割以上が左房への逆流である。
- S字状中隔や大動脈弁狭窄症を有する症例では流出路血流が加速化するため，パルスドプラ法では一回拍出量を過大評価する可能性がある。
- 同一症例においてLVOT-VTIの変化は心拍出量の経時的変化の評価に有用である。しかし，サンプルボリュームの場所によっても影響を受けるため，前回検査と同一断面で，同一部位にサンプルボリュームを置くように心がける。

左房圧の評価方法

- 肥大型心筋症や心房収縮能の低下症例などE/Aが左房圧を必ずしも反映しない病態がある。e'も僧帽弁疾患や僧帽弁術後の症例では低値となるため，E/e'の使用は推奨されない。
- 心房細動症例では心房収縮が消失するため，E/Aの評価ができない。その場合，左房圧の推定はE/e'，推定肺動脈圧，肺静脈血流速波形のS波高/D波高比などから推定する。

心エコーでの中心静脈圧の評価

- 陽圧呼吸をしている症例では呼吸性変動が減弱することに注意する。
- 長軸像のみでの観察では，呼吸により下大静脈は横方向にも移動し，確認断面が変化することで呼吸性変動が本来は「ない」のに「あり」と判定してしまうことがある（**図6**）。
- 短軸像による観察を併用することで誤認を防ぐことができる。

肺動脈圧の評価方法

- 三尖弁逆流の重症度と肺動脈圧は比例しない。三尖弁逆流がごくわずかであっても高度の肺高血圧を認めることもしばしば経験する（**図7a**）。
- 三尖弁が離開し右室と右房が単腔化した場合，Bernoulliの定理が成立しなくなるためにTRPGは著明に低下し，肺動脈圧を過小評価する可能性がある（**図7b**）。
- 三尖弁逆流の方向が描出断面と平行とは限らない。複数の断面でTRPGを測定することで，過小評価の可能性を防ぐ。
- そもそも三尖弁逆流から記録される連続波ドプラ像にはfringeとよばれ，毛羽立ったようなドプラ像が薄い場所が先端に認められる。これによって過大に評価する場合がある（**図8**）。一方，ドプラ像の先端が不鮮明な場合がある。これらは，過小評価の原因となり連続波ドプラ法の限界である。
- そこで肺動脈圧の上昇を評価するには多面的なアプローチを行って評価すべきである（**図9a**）。
- まず容易に記録できる肺動脈ドプラ像である。加速度時間が100msec未満，そして駆出時間に対する加速時間が0.3未満では平均肺動脈圧が25mmHg以上を呈している可能性が高い（**図10**）[8]。肺塞栓症の場合は加速度時間60msecが閾値として使用されるがそれよりは緩い。
- また肺動脈逆流も多くの症例で認められることから，その連続波ドプラも参考にしたい（**図9b**）。
- 肺動脈逆流速度波形の最大速度（PRV）は平均肺動脈圧との間に以下の関係がある[9]。

  平均肺動脈圧＝1.1・4PRV^2＋3.3
- この式から推定すると，PRVが2.3m/秒以上で平均肺動脈は25mmHgとなる。
- このように，複数の方法により相互補間することによって，より正確な肺高血圧の評価が可能になる。

図6　下大静脈の短軸像での評価

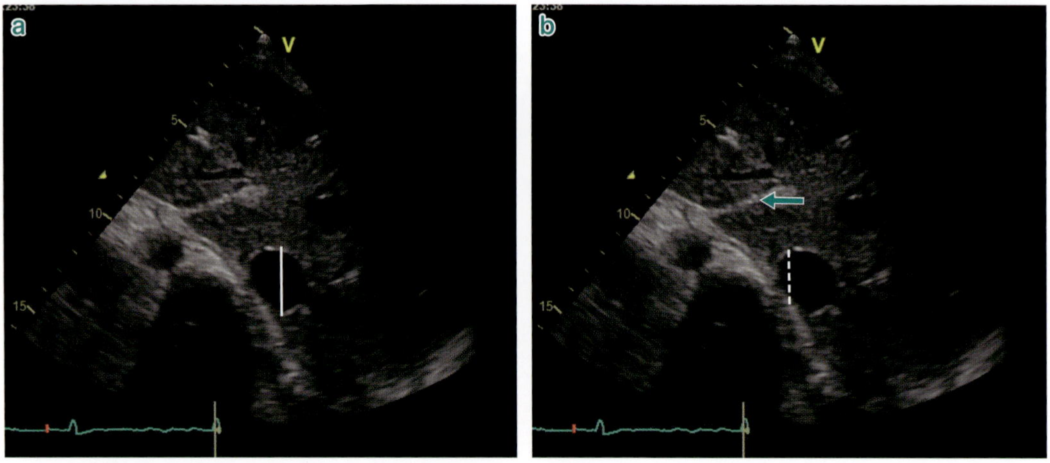

a，b：長軸像のみでの観察では呼吸により「横方向」に下大静脈が移動して描出断面が変化すると，呼吸性変動を過大評価する可能性がある。短軸像で円形を呈していれば中心静脈圧が上昇している可能性が高い。

図7　肺動脈圧収縮期圧の計測方法

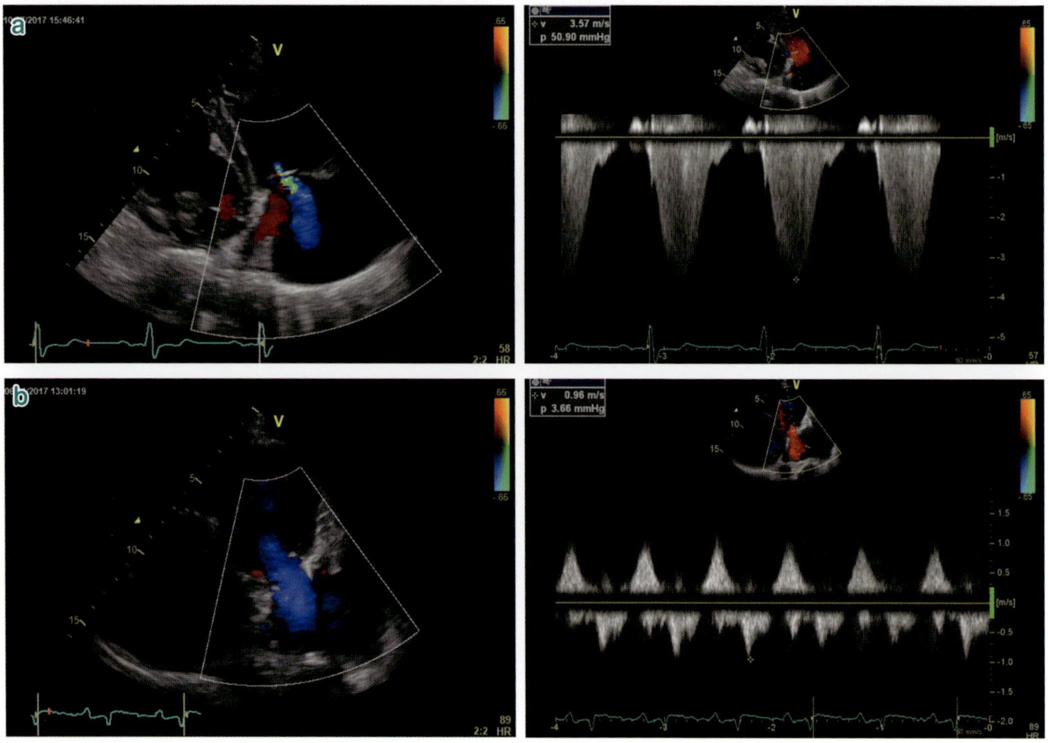

a：三尖弁逆流はわずかであるが，TRPGは51mmHgと高度の肺高血圧を認める。
b：三尖弁は離開し，層流の逆流を認める。右室と右房は等圧化し，TRPGは4mmHgと圧較差がほぼ消失している。

図8　三尖弁逆流波形の問題点

a：矢印の部分がfringe。＋で計測すると過大評価する。
b：ドプラ先端が不鮮明で過小評価の最大の原因となる

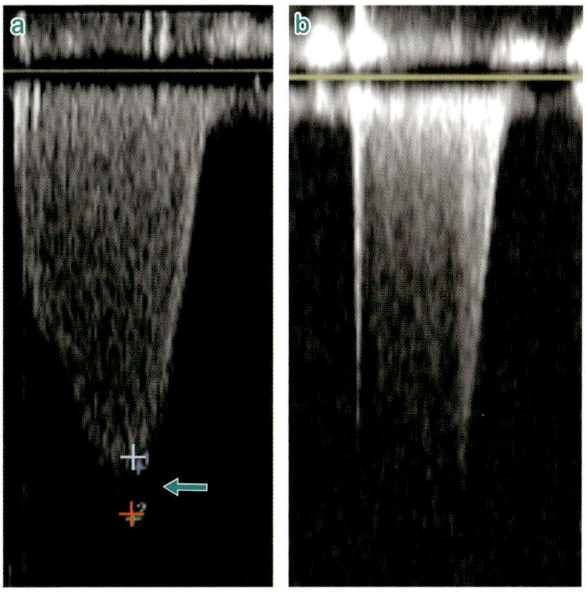

図9　肺動脈弁におけるドプラ指標

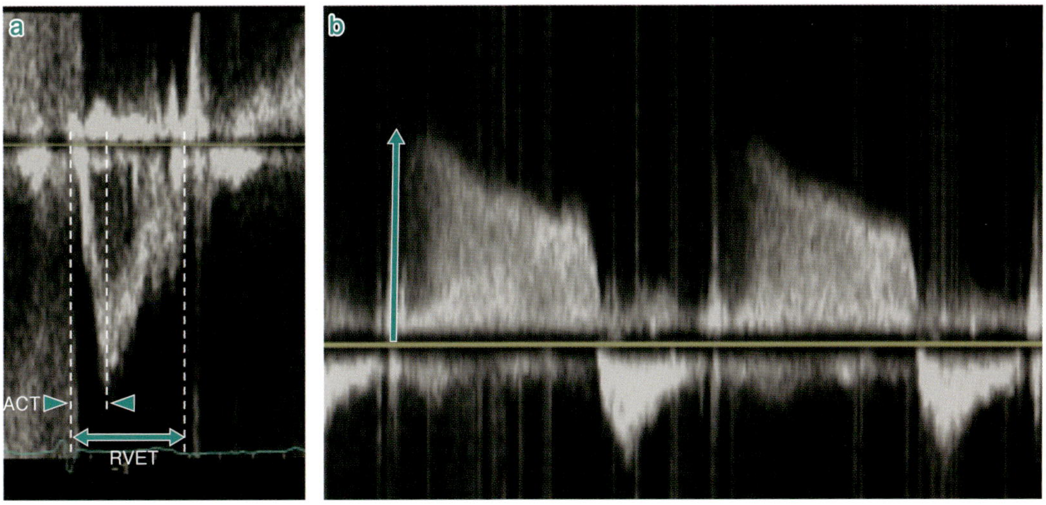

a：肺動脈血流加速時間(ACT)，右室駆出時間(RVET)
b：最大肺動脈逆流速度(PRV)

図10　肺動脈弁ドプラ指標

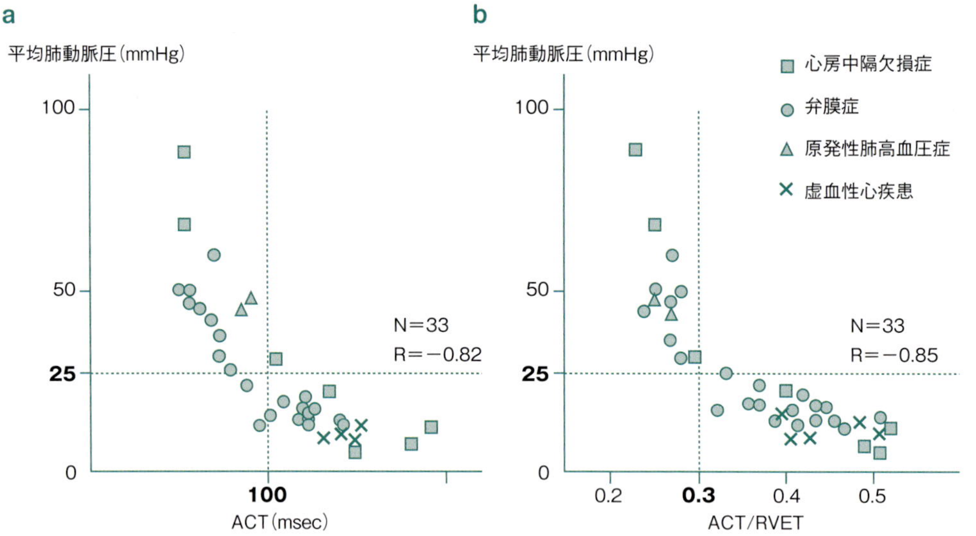

a：平均肺動脈圧とACTの関係
b：平均肺動脈圧とACT/RVETの関係

（文献8より改変引用）

文献

1) Dickstein K, et al：ESC Guidelines for the diagnosis and treatment of acute and chronic heart failure 2008：the Task Force for the Diagnosis and Treatment of Acute and Chronic Heart Failure 2008 of the European Society of Cardiology. Developed in collaboration with the Heart Failure Association of the ESC(HFA) and endorsed by the European Society of Intensive Care Medicine(ESICM). Eur Heart J, 29：2388-2442, 2008.
2) Nagueh S, et al：Recommendations for the evaluation of left ventricular diastolic function by echocardiography：An update from the American Society of Echocardiography and the European Association of Cardiovascular Imaging. J Am Soc Echocardiogr, 29：277-314, 2016.
3) Rudski LG, et al：Guidelines for the echocardiographic assessment of the right heart in adults：a report from the American Society of Echocardiography endorsed by the European Association of Echocardiography, a registered branch of the European Society of Cardiology, and the Canadian Society of Echocardiography. J Am Soc Echocardiogr, 23：685-713, 2010.
4) Lee SL, et al：Estimation of right atrial pressure on inferior vena cava ultrasound in Asian patients. Circ J, 78：962-966, 2014.
5) Seo Y, et al：Estimation of central venous pressure using the ratio of short to long diameter from cross-sectional images of the inferior vena cava. J Am Soc Echocardiogr, 30：461-467, 2017.
6) Iida N, et al：Clinical implications of intrarenal hemodynamic evaluation by doppler ultrasonography in heart failure. JACC Heart Failure, 4：674-682, 2016.
7) Abbas AE, et al：Noninvasive assessment of pulmonary vascular resistance by Doppler echocardiography. J Am Soc Echocardiogr. 26：1170-1177, 2013.
8) Kitabatake A, et al：Noninvasive evaluation of pulmonary hypertension by a pulsed Doppler technique. Circulation,. 68：302-309, 1983.
9) Masuyama T, et al：Continuous-wave Doppler echocardiographic detection of pulmonary regurgitation and its application to noninvasive estimation of pulmonary artery pressure. Circulation, 74：484-492, 1986.

索 引

あ

圧較差 64
圧測定原理 30
圧トランスデューサ 126
アデノシン 97
アナフィラキシー様症状 125
アナフィラキシーショック 10
アメリカ心エコー図学会(ASE) 134
アンダーダンピング 31
異常v波の成因 36
一回拍出量 22, 23
インピーダンス 5, 40
植込み型VAD 112
植込み型VADの調整 112, 113
右室圧波形 33, 34
右室収縮期圧(RVSP) 138
右室生検 25, 26
右室二腔症(DCRV) 103
右心内圧 125, 127
右房・右室間圧較差(TRPG) 138
右房肺動脈楔入圧(PAWP-RA) 70
液体窒素 51, 52
エポプロステノール 94, 97
炎症細胞浸潤 53
オーバーシュートアーチファクト 31
オーバーダンピング 31
オキシメトリー 97, 126

か

ガイディングシース 119
ガイドライン 2, 3
拡張型心筋症 58
拡張型心筋症(DCM)の鑑別 59
拡張期スティフネス 47, 48
拡張相肥大型心筋症 62
拡張能 47
拡張末期圧容積関係(EDPVR) 23, 47, 48
拡張末期点 21
活性凝固時間(ACT) 119
カットオフ値 137
カテーテル留置 3, 107
還元ヘモグロビン 132
間質の線維化 53
肝静脈洞へのカニュレーション 110
感染性心内膜炎(IE) 101
完全大血管転位(TGA) 102
冠動脈CT angiography(CTA) 58
冠動脈造影用カテーテル 56, 61
冠動脈バイパス術(CABG) 85
急性肺血管反応性試験 97, 105
胸骨傍左室長軸像 133
共振アーチファクト 31
巨大v波 36
禁忌事項 9
空胞変性の鑑別 54
駆出期 21
駆出率(ER) 46
グルタールアルデヒド 50, 51
経大腿静脈 13, 14
経皮経静脈的僧帽弁交連切開術(PTMC) 72
経皮的心肺補助装置(PCPS) 127
劇症型心筋炎 124
血液ガスデータ 105
血液酸素飽和度測定 36
血管造影 16
血管抵抗 37, 39
血管の圧－血流量関係 39
血行動態的うっ血 134
血行動態把握 77
血流量比 42
検鏡 52, 53
拘束性障害 136
呼気終末の測定 95
混合静脈血酸素飽和度 38
混合静脈血酸素飽和度測定 125, 130
コンゴーレッド染色 52, 54
コンダクタンスカテーテル 24
コントラクションバンド(過収縮帯) 50

さ

サーミスタ 38
最高血流速度 81
最大陽性dP/dt 45
鎖骨下静脈 9
左室圧波形 49
左室拡張末期圧(LVEDP) 70, 89
左室拡張末期容積(LVEDV) 133
左室駆出率(LVEF) 47
左室収縮末期容積(LVESV) 133
左室生検 27
左室造影 16
左室ペーシングの位置 110
左室壁 17
左室壁運動 17
左室補助人工心臓(LVAD) 118
左室流出路(LVOT) 133
左房圧推定 135
左房圧の評価方法 134
左房コンプライアンス 134
サルコイドーシス 58
酸化ヘモグロビン 132
三尖弁逆流(TR) 70, 141
サンプル固定容器 51
サンプル処理方法 50
サンプル分割・包埋方法 51
サンプルボリューム 138
実効動脈エラスタンス 23
シャント 37, 42
周産期心筋症 124
収縮性心膜炎 71
収縮能 45
収縮末期圧容積関係(ESPVR) 45
収縮末期エラスタンス(Ees) 22, 45
重症AR 90
重症度判定 72, 77
術前冠動脈病変評価 72, 77
静脈シース 111
静脈ライン 119
上腕部 9
心エコー図 79, 92, 93
心拡大 11
心機能 44
心筋細胞の変性 53
心筋生検 25, 50
心筋生検鉗子 67
心係数 37, 40
心血管内圧 30
心室圧容積関係 21
心室造影 16

心室中隔欠損症(VSD)･･･79, 98
心室中部閉塞性肥大型心筋症･･62
心室の仕事効率･････････････23
心室の仕事量･･･････････････23
侵襲的評価法･･･････････････2
心尖部肥大型心筋症･････････62
心臓カテーテル検査･･････8, 37
心臓再同期療法(CRT)･･･････78
腎臓内静脈ドプラ所見･･････138
心臓内ペーシングリード････124
心タンポナーデ･････････････26
心内圧波形･････････････････32
心内シャント疾患･･････････127
心拍出量･･･････････････････37
心拍出量曲線･･･････････････44
心肥大･････････････････････63
心不全診療･････････････････3
心ポンプ機能･･･････････････44
スクリューキャップ付マイクロチューブ･････････････････51
生検用イントロデューサーシース････････････････････････56
正常値･････････････････････37
成人先天性心疾患(ACHD)･･･98
穿刺部位･･･････････････････9
前処置･････････････････････8
先天性心疾患(CHD)････････98
全肺血管抵抗(TPR)････････41
全肺血管抵抗係数(TPRI)････41
前負荷動員一回仕事量(PRSW)････････････････････････46
造影剤保温器･･･････････････51
臓器移植患者･･････････････124
僧帽弁開放点･･･････････････22
僧帽弁狭窄症(MS)･････････72
僧帽弁置換術(MVR)････････73
僧帽弁複合体･･･････････････76
僧帽弁閉鎖不全症(MR)･･36, 76
鼠径部･････････････････････9

た

体血管抵抗(SAR)･･････････40
体血管抵抗係数(SVRI)･･････40
体細血管抵抗係数(SARI)････40
大腿静脈穿刺･･･････････････10
大動脈－左室圧較差評価法････83
大動脈圧波形･･･････････････49
大動脈縮窄症(CoA)････････102
大動脈造影･････････････････16
大動脈弁開放点･････････････21
大動脈弁逆流(AR)･････････88
大動脈弁狭窄症(AS)･･･････81
大動脈弁閉鎖点･････････････21
大動脈弁閉鎖不全症･････････88
単心室症候群(SV)････････102
短絡量･･････････････････99, 100
中心静脈オキシメトリーカテーテル･･････････････････････126
直視下交連切開術(OMC)････73
鎮痛・鎮静･････････････････9
剃毛処理･･･････････････････10
電極カテーテル････････107, 108
電子顕微鏡･････････････････54
天然ゴム(ラテックス)アレルギー･････････････････････125
凍結迅速標本作成方法･･･････55
凍結保存用サンプル･････････50
動静脈酸素飽和度較差(A-V O_2 difference)･･･････････39, 43
動脈管開存症(PDA)････････98
動脈シース････････････････111
動脈ライン････････････････119
動脈ライン留置････････････126
等容弛緩期･････････････････21
等容収縮期･････････････････21
突発性PAH･････････････････94
ドブタミン負荷･････････････64

な

尿道バルーンカテーテル･･････9
熱希釈法･･･････････････････37

は

バイオトーム･･･････････････50
肺換気血流シンチグラフィ････95
肺血管抵抗(PVR)･･･････41, 92
肺血管抵抗係数(PVRI)･･････41
肺血管閉塞性疾患(PVOD)････94
肺高血圧(PH)･･････････6, 33
肺高血圧症の臨床分類･･･････93
肺静脈血流速波形･･････････136
肺体血流比(Qp/Qs)････････99
肺動脈圧収縮期圧･･････････140
肺動脈圧の評価方法････････138
肺動脈圧波形･･･････････････33
肺動脈逆流速度波形････････139
肺動脈収縮期圧(PASP)････138
肺動脈性高血圧症(PAH)･92, 98
肺動脈血酸素飽和度･････････38
肺動脈弁･･････････････････141
肺動脈弁ドプラ指標････････142
肺動脈楔入圧(PAWP)･･･33, 70
肺毛細血管腫症(PCH)･･････94
波形の観察･････････････････31
波形の時相の確認･･･････････32
バルーン･･･････････････13, 14
バルーンのInflation･････････11
パルスドプラ法････････････133
引き抜き圧曲線･････････････63
引き抜き圧測定法･･･････････83
非閉塞性肥大型心筋症･･･････62
ビジランスヘモダイナミックモニター････････････････125, 129
非侵襲的検査･･････････････133
肥大型心筋症･･･････････････62
不完全弛緩(incomplete relaxation)････････････････････････47
複雑ACHD･･････････････99, 103
フットポンプ･･････････････127
ブラインド････････････････128
プラニメトリ法･････････････82
プリセップCVオキシメトリーカテーテル･･･････････････････126
平均動脈圧･････････････････49
平均肺動脈圧(mPAP)･･･････92
閉塞性肥大型心筋症･････････62
ヘパリン加工･･････････････127
ヘパリン入り生理食塩水････128
ヘマトキシリン・エオジン(HE)染色･･････････････････････52
ヘマトクリット値(Hct)････131
ヘモグロビンアップデート･･･132
ヘモグロビン値(HGB)････････････････････130, 131
ヘモグロビン濃度(Hb)･･99, 100
弁口面積の計測･････････････72
包埋・染色方法･････････････52
ホルマリン固定パラフィン包埋サンプル･･･････････････････50
ホルマリン容器･････････････50

ま

慢性血栓塞栓性高血圧症(CTEPH)････････････････････････95
右頸静脈･･･････････････････9
右肘静脈･･･････････････････9
未修復チアノーゼ性先天性心疾患････････････････････････99
水負荷用ライン････････････119

や

陽圧呼吸 139

ら

リザーバー機能 134
流入期 22
両心室ペーシング急性効果 106
両心室ペーシング治療 106
両側肺動脈(PA) 101
冷却用モールドホルダー 55
冷蔵グルタールアルデヒド容器 56
ロングシース 27

わ

ワイヤールーメン 24

A

Ao-LV圧較差測定法 86
Ao-LV同時圧測定カテーテル1本法 83
Ao-LV同時圧測定カテーテル2本法 83
ASEガイドライン 136, 137

B

Bermanカテーテル 61, 105
Bernheim効果 90
Bernoulliの定理 139
Bi-VAD症例 121
Blalock-Taussigシャント術 101
Brockenbrough's sign 64

C

CCI(continuous cardiac index) 125
CCO(continuous cardiac output) 125

D

DDDペースメーカ植込み 65
diastolic notch 89
Douglasバッグ 42

E

ECP(eosinophil cationic protein) 52
Eisenmenger症候群 98
Elastica van Gieson(EV)染色 52
EVAHEART® 119, 120

F

Fallot四徴症(TOF) 102
Fick法 37
fringe 139

G

Gorlinの式 72, 74

H

HemoSphere 129, 131
HeartMate Ⅱ® 119
high flow PH 98

J

Jarvik2000® 119, 120
jaw 26

L

LaFargeの式 99

M

Massonトリクローム染色 52
MBP(major basic protein)染色 52
mean gradient 82
MitraCrip® 78
multi-purposeカテーテル 16, 66

N

Nice分類 93

O

O_2 step-up 37
oxymetry run 37

P

PAPVR 98, 100
PAS(periodic acid schiff) 52
PAWP測定 14, 95
peak to peak gradient 82
pig-tallカテーテル 19, 56
Poiseuilleの法則 39
PTMCの適応 74
purposeカテーテル 67

R

RA圧 6, 94

S

$ScvO_2$ 126
Sellers分類 89, 90
Simpson法 133
sniffing 137
spike-and-dome波形 63
SpO_2 105
SQI(signal quality indicator) 132
Starlingの法則 44
$S\bar{v}O_2$モニタ 132
Swan-Ganzカテーテル 6, 11, 56, 124, 125

T

temporary VAD 119

V

Valsalva手技 65
VAオフテスト 118
VTI(速度時間積分値) 133
v波 79
v波増高 73

Y

y谷の遅れ 73

ザ・マニュアル　心不全の心カテ

2018年4月1日　第1版第1刷発行
2024年7月1日　　　　第5刷発行

■編　集　猪又孝元　いのまた　たかゆき

■編集協力　石原嗣郎　いしはら　しろう
坂本隆史　さかもと　たかふみ
谷口達典　たにぐち　たつのり

■発行者　吉田富生

■発行所　株式会社メジカルビュー社
〒162-0845 東京都新宿区市谷本村町2-30
電話　03(5228)2050(代表)
ホームページ http://www.medicalview.co.jp/

営業部　FAX 03(5228)2059
E-mail　eigyo@medicalview.co.jp

編集部　FAX 03(5228)2062
E-mail　ed@medicalview.co.jp

■印刷所　三美印刷株式会社

ISBN978-4-7583-1447-3 C3047